她来了请准备 2

WELCOME TO YOUR BOOBS!

关于胸部发育的一切
你的困惑，这里都有答案

[澳]优米·斯泰恩斯 [澳]梅丽莎·康 著
[英]珍妮·拉瑟姆 绘 郭莹 叶彤 译

北京科学技术出版社

著作权合同登记号　图字：01-2023-0878

图书在版编目（ＣＩＰ）数据

她来了请准备 . 2 /（澳）优米·斯泰恩斯，（澳）梅丽莎·康著；（英）珍妮·拉瑟姆绘；郭莹，叶彤译 . -- 北京：北京科学技术出版社，2023.8（2025.3重印）

书名原文：WELCOME TO YOUR BOOBS!

ISBN 978-7-5714-3091-7

Ⅰ.①她… Ⅱ.①优… ②梅… ③珍… ④郭… ⑤叶… Ⅲ.①胸—基本知识 Ⅳ.① R323.2

中国国家版本馆 CIP 数据核字 (2023) 第 110852 号

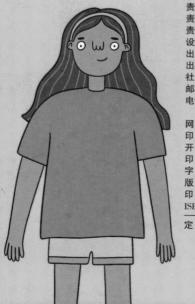

策划编辑：	花明姣
责任编辑：	路　杨
责任校对：	贾　荣
责任印制：	吕　越
设计制作：	博越创想
出 版 人：	曾庆宇
出版发行：	北京科学技术出版社
社　　址：	北京西直门南大街 16 号
邮政编码：	100035
电话传真：	0086-10-66135495（总编室） 0086-10-66113227（发行部）
网　　址：	www.bkydw.cn
印　　刷：	北京宝隆世纪印刷有限公司
开　　本：	880 mm × 1230 mm　1/32
印　　张：	6.875
字　　数：	147 千字
版　　次：	2023 年 8 月第 1 版
印　　次：	2025 年 3 月第 5 次印刷

ISBN 978-7-5714-3091-7

定　价：79.00 元

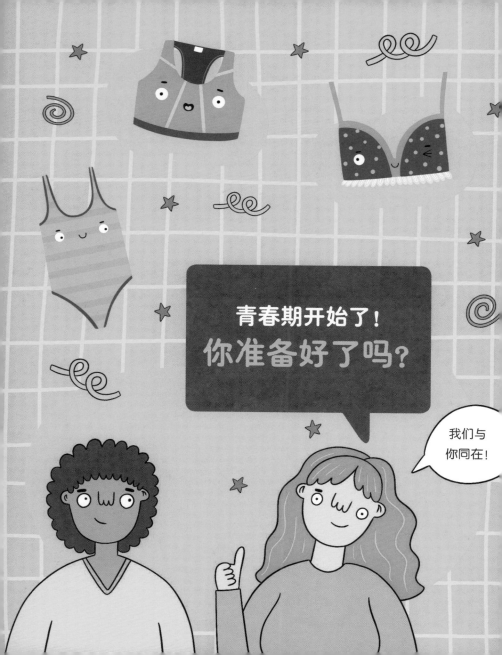

青春期伊始，培养女孩关于胸部的健全价值观，将助益女孩一生。这是一本让青春期女孩更自信、更有力量的好书！全书生动有趣，知识点丰富，价值观现代，可读性、应用性均极强；不仅有生理知识的介绍，同时还从心理、文化、社会性别等相关角度介入，特别是对社会性别刻板印象的挑战；致力于对青春期女孩"增能赋权"，让每个女孩都能坦然面对身体（胸部）的变化，悦纳自己、爱自己、主宰自己。

方刚

青少年教育专家，性与性别研究专家

面对女孩青春期的生理变化，很多父母会觉得尴尬而选择避而不谈，或者父母自己也并不完全了解。现在有这样一本书可以代替父母讲清楚那些父母说不清、孩子羞于讲的困扰。这是一本非常有趣且实用的胸部解忧小百科，既有准确可靠的知识，又有女孩们真实经历的分享。希望每位青春期女孩都能在这本真诚的小书中得到鼓励和慰藉。

李小萌

著名媒体人，教育专家

这本书不仅专业，而且有趣！几乎可以解答青春期女孩关于胸部的所有问题。了解自己的身体，是接纳它的第一步。希望每个女孩子都能学会爱自己，保护自己，充满自信。没有不完美的身体，你生来美丽！

夏天的陈小舒

澳大利亚公共卫生博士

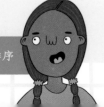

按姓名拼音首字母排序

序言

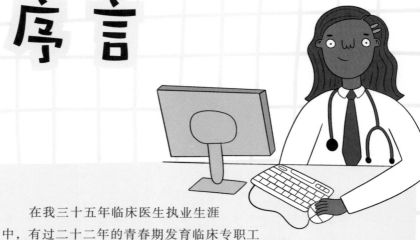

在我三十五年临床医生执业生涯中，有过二十二年的青春期发育临床专职工作的经历。自2001年起，我便全身心地投入到青春期发育领域，是中国专职从事青春期发育工作时间最早且最长的医生，并创建了中国真正意义上最早的青春期发育门诊。2014年，我创建了中国最高级别的中国医师协会青春期健康与医学专业委员会及十六个与青春期发育相关联的亚专业学组，这也是青春期发育多学科诊疗（MDT）模式的根基。2023年，我又创建了北京医师协会青春期健康与医学医师分会，目前依然坚守在青春期发育临床一线工作岗位上。

当我答应接受邀请为《她来了请准备2》这本书做"推荐序"

时，一种责任感驱使我一定要认真阅读这本书，一定要对青春期发育的孩子及其家长负责。不得不说，这是一本连我这个大人都喜爱的科普小书，内容不仅全面实用，而且画风可爱、引人入胜。

在这本书中，有许多关于胸部的科普知识和来自医生的专业解答，还涉及许多不同种族、不同地区、不同文化背景的孩子们的真实故事。这可以打消你的很多困惑和疑虑，给予你坦率且真诚的慰藉与鼓励，帮助你更加轻松地度过青春期。作为专业医生，我会给你的建议是，在青春期快速发育的过程中，应该养成每六个月或一年看一次医生的习惯，这可以及时解决你身体或心理上的问题。但是，事实上很少会有医生可以像这本书一样，在你任何需要的时候，如此细致入微、娓娓道来地为你答疑解惑。

另外，我也从专业医生的角度向出版人员提出了一些建议，以求这本书可以更加完善细致。

最后，我想告诉你的是：你的妈妈永远是你人生中最忠实的闺蜜！你可以信任她，和她分享你在青春期发育过程中的一切不安和焦虑。

于 泓

中国医师协会青春期健康与医学专业委员会

创会主任委员

青春期发育领域医学专家

2023 年 7 月

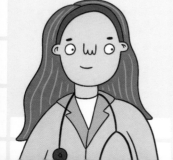

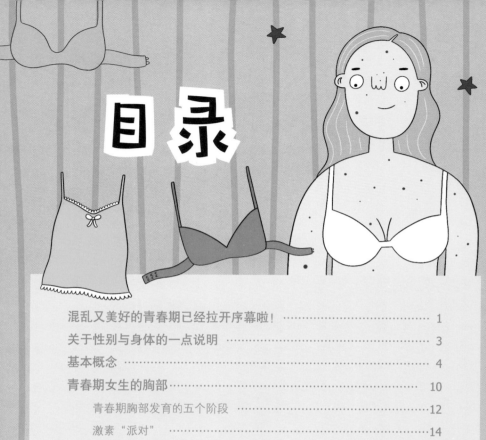

目录

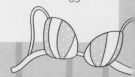

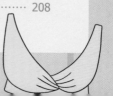

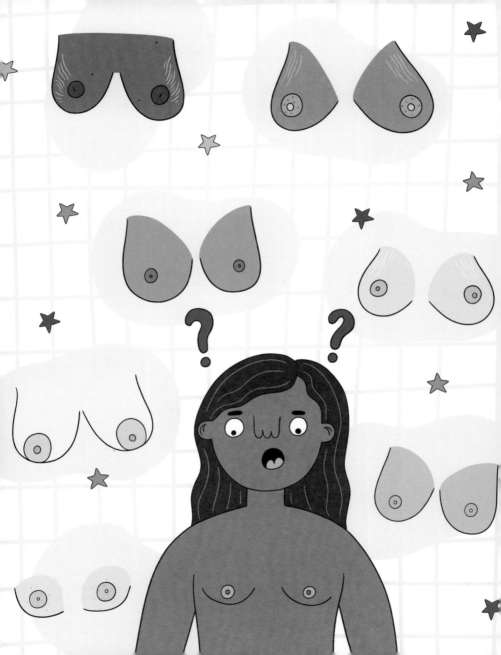

什么？！
你的胸部开始发育了？

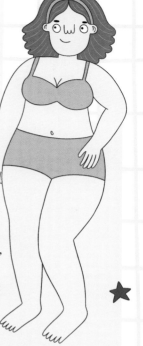

恭喜你！

混乱又美好的青春期
已经拉开序幕啦！

亲爱的女孩，你好！很高兴能在这里与你相遇，你现在正在翻看的是一本关于乳房的书。当然，我们一般也管这个部位叫作"胸部"。

你可能会觉得："这是认真的吗？专门用整整一本书来讲胸部？这会不会有些太小题大做了？真的有必要花这么大力气、用这么多篇幅来讨论胸部吗？"

我们的答案是：没错！

因为有很多女孩向我们提出过各种各样的关于胸部的问题，比如：

——我的胸部是"正常"的吗？

——我该如何好好护理胸部呢？

——为什么有时胸部会痛痛的？

——一定得穿文胸吗？

——能说说怎样挑选文胸吗？

——我常常为胸部的发育状况感到烦躁，这种情况有问题吗？

在青春期早期，当我们发现身上那些从不曾留意的部位（比如胸部）发生改变、开始发育时，我们便会对自己的身体产生各种各样的疑问。对于这些始料未及的变化，不管你是不知所措，还是早已做好心理准备，想必心中都会充满许许多多的问号。

步入发育阶段后，你会发现，胸部的变化与身体其他部位的变化迥然不同，你也会以一种独特的方式来应对胸部的变化：得换上合身舒适的衣物，得调整胸部的位置以方便活动，得忍受胸部的各种酸胀、疼痛和瘙痒。更令人懊恼的是，你还会因为胸部被别人无意间瞥了一眼而羞得满脸通红。不过，换个角度想想，你就会发现胸部的存在并不是毫无意义的。正如服饰在不同的文化中有着不同的意义，你的胸部也是如此——在不同的文化中，胸部的大小、形状、严实地遮盖还是自信地展现，都有着不同的意义。其实，它们的存在本身就意义非凡！

不论男女，几乎每一个人的胸部都会或多或少地生长发育，而这会给正处于青春期阶段的孩子带来无尽的疑惑。但是，受到传统文化的影响，大家都十分羞于谈"胸"，鲜少有人站出来为孩子们解答这些疑惑。

现在，我们来改变这个局面了！请大家把窗帘统统拉到边上；解开比基尼，扔到一边去；我们打开天窗说亮话，把所有的疑惑全都放在台面上一个一个来解答。

爱你的，

优米及梅丽莎医生

关于性别
与身体的一点说明

　　几乎所有人，生来体内就有乳腺组织，并且随着年龄的增长，尤其是在青春期时，受到特定激素（通常大量存在于女性体内）的影响，胸部便会开始发育。

　　还有些人，生来体内的性染色体或是激素分泌就不同寻常，这也会影响他们的乳腺组织。

　　本书中，我们在描述胸部发育时，会用到"女生""女人""女性""男生""男人""男性"这些词汇，这里我们是根据人体内所携带的性染色体情况来区分性别的（通常来说，男性的性染色体为"XY"，女性的性染色体为"XX"）。

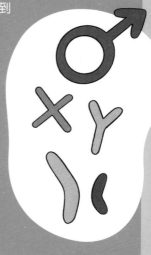

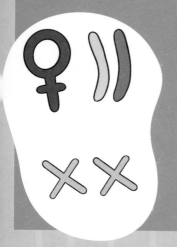

基本概念

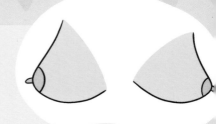

胸部是什么?

　　胸部也叫作乳房,通常左右成对出现,位于胸肌前面,主要由乳腺组织、结缔组织和脂肪组织构成。每个人胸部的形状和大小都不一样。发育成熟的胸部形态多种多样,有的像小小的碟子,有的像大号的冰淇淋脆筒,有的像荷包蛋,有的像圆鼓鼓的(大小不一的)球,还有的像圣诞节的钟形铃铛。

胸部何时开始发育?

　　如果你现在十岁左右,那么恭喜你,你即将踏上人生中的一次华丽冒险之旅——青春期!女生们的胸部会在青春期初期开始发育,一般来说,在你迎接第一次月经之前,你的胸部通常会先发育几年(一般是两到三年)。

> 我的胸部就像是被蚊子咬过后挠出来的包。
> ——蒂蒂,16岁

> 有时胸部真的让我烦透了!它们特别碍事!我经常会怀念自己还是个胸脯平平的小女孩的那段时光……但是已经回不去了。
> ——夏洛特,16岁

> 假如我有机会向外星人解释什么是胸部,我会说:"它就是女性身上那个圆圆的、卡在肋骨前的部位。"
> ——伊薇,13岁

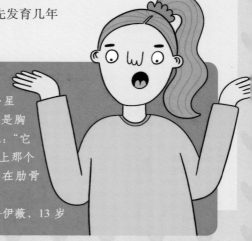

虽然胸部发育多发生在青春期女生身上，但在某些情况下，这种现象也会发生在其他人群身上。因为任何一个生来就有乳腺组织的人（几乎是所有人），在特定激素的影响下胸部都会发育。

我那时大概十一二岁吧，胸部的发育让我觉得超级开心！因为我是那种希望自己看起来比实际年龄成熟的小孩，而胸部的发育就标志着我在生理上正式成为了一个大姑娘。记得那会儿我整个人简直欣喜若狂！

——莉莉，17 岁

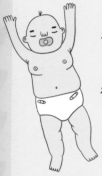

✤ 受到妈妈体内激素的影响，新生婴儿可能会在刚出生后的几周内胸部有小小的鼓包。

✤ 大多数正处于青春期的男生会有轻微的胸部发育，这一现象的持续时间一般为 18 个月至 3 年。在此之后，男生体内的乳腺组织会萎缩，胸部的隆起便会消失。

✤ 怀孕时期女性的胸部会变大。

✤ 类似于激素类避孕药这样的药物会刺激某些用药者的乳腺组织，一般会令其胸部稍稍变大。

✤ 某些疾病会改变体内激素的分泌，从而导致患者的胸部发生变化。

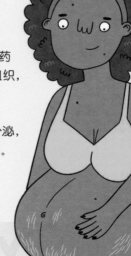

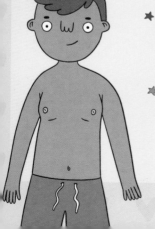

这些疾病当中，出现于成年男性和女性身上的某些甲状腺问题，是相对较为常见的；而对中老年男性而言，肝脏或肾脏疾病也有可能造成胸部变大。至于成年男性胸部变大的原因，则很可能是由多种药物和部分罕见疾病引起的。

胸部有什么作用呢？

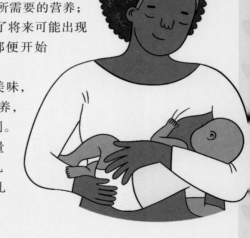

从科学的角度来说，乳房是婴儿天然的"食品工厂"，为他们提供成长所需要的营养；女性也许需要哺育下一代，为了将来可能出现的喂养行为，在青春期时胸部便开始生长发育。

对婴儿来说，母乳不仅美味，而且营养丰富。婴儿所需的营养，在妈妈的乳汁里几乎都能找到。不仅如此，母乳中还含有大量的免疫球蛋白，可以提高婴儿抵抗疾病的能力，是增强婴儿免疫力的"天然药剂"。

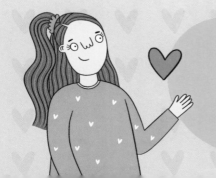

母乳是妈妈给新生命的最大馈赠。

胸部还有其他的叫法吗？

是的！胸部还有下面这些叫法：

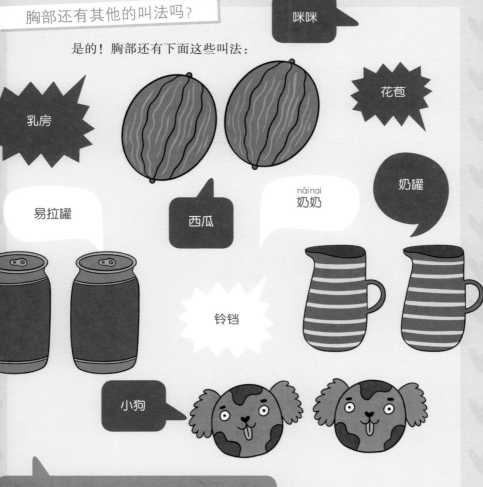

咪咪

花苞

乳房

奶罐

易拉罐

西瓜

nǎi nai
奶奶

铃铛

小狗

我现在管我的胸部叫"门廊"，因为它们就像屋子前边的门廊一样，虽说只是屋子向外延伸的一部分，但也能给人以遮风避雨、散步歇脚这样的便利。胸部给我的感觉就是这样的。就像它可以在我吃东西时兜住漏下去的食物碎屑。

——内丽，46 岁

除此之外，还有很多其他的叫法。

用来指代胸部的词可谓五花八门，它们有的诙谐，有的傻气，有的随意，有的甚至不太礼貌。你可以根据自己的喜好，选择用哪个词来称呼自己的胸部。不过，一定要注意的是，被大众普遍接受的是**"乳房"**和**"胸部"**这两个词，比如在医院这样正式的场合，还是用这两个词语来表达比较合适。在学校面对老师、同学或者在公司面对上司、同事的时候，也最好使用这样的措辞，毕竟其他那些形容胸部的俚语，不是太古怪，就是太随便，一不小心就会冒犯到别人。

胸部什么时候会开始和停止发育呢?

对于女生们（以及不少男生），胸部发育是青春期里极为重要的一环。这当中，有些女生会早一点，七八岁时便开始发育了；有些女生则晚一些，到十三四岁时才开始发育。而绝大多数女生的胸部都会在第一次月经到来之后的一到两年内逐渐停止发育。

另外，普遍情况下，女生胸部的大小、形状、轮廓会不断地变化，并一直持续到 20 岁出头的时候；而到了 23 岁左右，除非是处在怀孕或是体重增减这样的特殊时期，否则胸部基本上就不会再变化了。

在你人生中的任何时期，体重的变化都会直接影响你的胸部大小。道理很简单，脂肪的增长是全身性的，如果身体的其他部位长胖了，那么你的胸部也会一起变胖的。

> 我的胸部开始发育那会儿，当时学校里面可能还有另外两个女生也跟我一样，所以我不算是孤军奋战。但是我跟那两个女生并不是很熟，也就没怎么跟她们认真讨论过发育的事情。不过我会跟我妈妈倾诉，正是在她的帮助下，我才渡过了这道难关。
>
> ——霍丽，15 岁

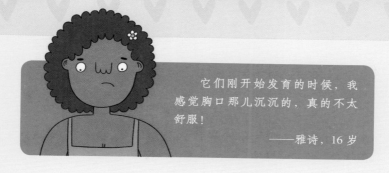

它们刚开始发育的时候，我感觉胸口那儿沉沉的，真的不太舒服！

——雅诗，16 岁

胸部左右两边是一模一样的吗？

几乎没有一个人的胸部是左右两边完全对称的。

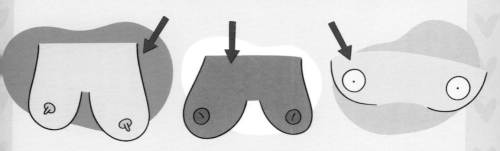

通常，乳头长在胸部中间最圆或最尖的地方。乳头形态也会有个体差异，有的会向外凸起，有的会向内凹陷，有的还会出现缺如（先天性缺失）的情况。

相较于乳房周围的皮肤，乳头的颜色会深一些。你也许会误以为，乳房上那一整块颜色较深的地方都是乳头，但其实只有中间那一小点才算是乳头，包围着乳头的那一圈圆环叫作乳晕。乳头与乳晕一块儿长在乳房上，它们也许会呈现出或深或浅的棕色、粉色、红色，还有着与周围皮肤不同的肤质，这是因为在它们的内部是由不同的组织所构成的。

青春期女生的胸部

其实我都不太清楚自己有没有乳芽！因为我从小就肉肉的，胸部那里也一直有点鼓鼓的，所以我都不太能分得清我那里究竟是脂肪还是乳芽。

——克兰姆，39 岁

乳芽：青春期到来的第一个信号

胸部在刚开始发育的时候看上去有些尖尖的，是正常现象吗？

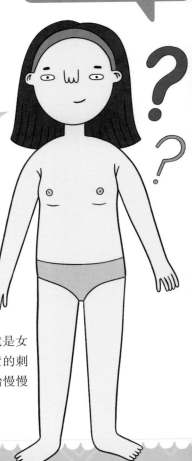

　　我会给出一个明确的回答：不管是在青春期的早期、中期还是后期，任何形状的胸部都是正常的。

　　对女生来说，青春期到来的最早信号便是乳芽的出现。顾名思义，乳芽就是女生进入青春期后，在体内雌激素和孕激素的刺激下，乳腺组织如同小草的种子一般开始慢慢发芽，从而形成的隆起。

> 在胸部发育的时候，有段时间我发现自己的胸部很奇怪，它们不仅看起来有些尖，而且乳头后面有个摸起来像小扣子一样的东西。我当时因为这个发愁了很久，生怕自己的胸部一辈子都长这样。
>
> ——蒂蒂，16 岁

　　在胸部外形发生肉眼可见的变化之前，你也许已经能感受到、触摸到这个"小胚芽"了。某一天，你会突然发现乳头后面多出来了一块之前从未有过的东西，这块东西便是乳芽。它摸起来呢，比皮肤和脂肪组织硬一点，但又比肋骨和胸肌软一点。再轻轻地摸摸看！感觉它的直径差不多就几毫米左右。其实，假如能够透过表面看到里面的话，你就会发现乳芽一般都是尖尖的，因为乳芽承担着赶在其他乳腺组织发育之前把乳头向外推出去的任务。不过，有些乳芽也可能稍圆一些，没那么尖。

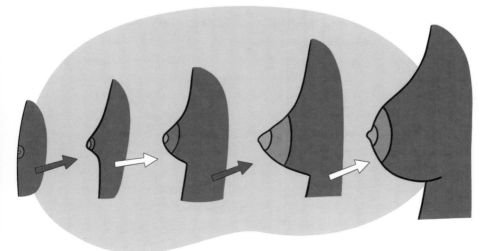

青春期胸部发育的五个阶段

　　青春期会给你的生活带来很大的改变，你身上的某些部位会长出新的毛发，还会迎接月经的到来。当然！你的胸部也会开始发育。

　　整个青春期，胸部的发育可以持续一年半至六年，甚至更长的时间。一般来说，胸部越早开始发育，那么经历整个胸部发育阶段所需的时间就会越短。

　　虽说具体到每一个人身上时，这五个阶段会稍有不同，不一定能一一对应，但这算是一般规律，我们还是希望你能**粗略地**了解一下，怎样从胸部的发育程度来判断自己目前正处于青春期的哪个阶段。

1 这是青春期来临之前，你的胸部所处的阶段。这个时候，你是看不见、摸不着乳芽的，而且乳头和乳晕也不会有什么变化。

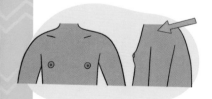

2 你能看见或摸到自己的乳芽，乳头逐渐向外凸出，乳晕的范围开始变大。这个时候，胸部虽然还只是微微隆起，但是前边的乳头和乳晕发育得更快、显得更突出。

3 胸部发育明显，持续隆起变圆，整体轮廓逐渐呈小丘状。此时，乳腺组织、乳头和乳晕的发育速度趋于同步。

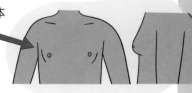

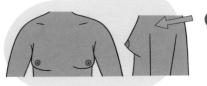

④ 乳头和乳晕会迎来一个短暂的生长突增期，这会导致前边的乳头和乳晕看起来尖尖的，甚至有点呈三角状。

⑤ 胸部发育成熟，达到成年人的胸部形态。这个时候，乳头和乳晕不再是尖尖的，而是跟胸部的圆弧形融为一体。不过，在接下来的数年里，胸部的形状仍会持续变化。不仅如此，如果之后受到激素影响的话，胸部还是会在激素的作用下相应地变大或变小。

还在读九年级的时候（我那会儿好像 14 岁），在短短六个月内，我的胸部从"一马平川"直接长到了 D 罩杯！我到现在都还记得我的好朋友凯丽当时说的话，她跟我说："你这东西是从哪儿变来的？"
——内丽，46 岁

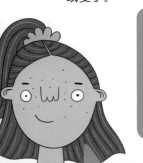

我跟朋友们会聊一些学校里发生的事情，但我们不怎么讨论关于胸部发育的问题。我觉得我们并不是很喜欢这类话题，当有人说到这些事情的时候，大家都挺不自在的。
——格蕾丝，13 岁

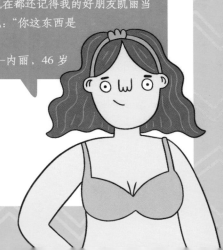

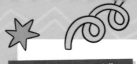

激素"派对"

青春期就像我们体内的各种激素聚在一块儿办了场盛大的派对！激素非常神奇，它是在人体内传递信息的化学信使，会随着血液的流动到达特定的位置，并促使细胞与组织生长发育，发挥着改变调节的特定作用。而青春期激素则肩负着一项重要的使命，那就是把我们还处于孩童的身体从方方面面、里里外外改造成大人。

影响青春期胸部发育的两大激素分别为**雌激素与孕激素**，在以下人群中，前者体内这两种激素的水平远高于后者：

* 正值青春期的女生相较于正值青春期的男生
* 成年女性相较于成年男性
* 怀孕的女性相较于未怀孕的女性

孕激素和雌激素有多种功能，令胸部发育便是其中之一。所以，只要有足够的孕激素和雌激素进入血液并在体内循环，那么无论什么性别，胸部都可以生长发育。

青春期开始后，每个孩子体内这两种激素的水平都会升高。为期数年的激素派对正式拉开帷幕，女生们的胸部也从此时开始发育，直至发育成熟，达到成人胸部的形状和大小。

这场激素派对还会影响你的情绪、大脑、思维，甚至你的体味！派对热闹非凡，盛情邀请了每一个孩子前来参加，完成华丽无比地变身！

关于月经周期（月经）的一点说明

你还会在青春期经历许多其他的事情，比如会长阴毛、会来月经。你可以把月经理解为阴道每月一次的"出血"，每次"出血"通常会持续五天左右。这是再正常不过的生理现象，因为几乎每一个有子宫的人都会来月经。而**月经周期**则是指两次月经第1日的间隔时间，不仅包括前次月经出血的那几天，还要把后次月经来之前的那些日子也算进去。进入青春期后，一般要等胸部先发育两三年后，才会迎来月经、开始月经周期。

我们之所以会在这本书里简单提到月经，是因为影响月经和胸部的激素都是相同的，更有趣的是胸部的感受与你正处在月经周期的哪个阶段有关系。

青春期虽已结束，激素"派对"仍在继续

当青春期结束时，由于体内的雌激素和孕激素水平在每个月内仍然会有波动，所以在月经周期内的不同阶段，你的胸部大小也会发生相应的变化——先慢慢变大，再慢慢变小。

另外，某些疾病和处方药也有可能促使胸部发生变化，因为这些疾病或药物会间接影响人体内的雌激素水平。

胸部的差异性

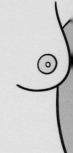

正如自然界中包容着万事万物一样，人类的身体也不例外——有着不可思议的**多样性**！

胸部也有着很大的差异性，有的非常大，有的特别小，在极大和极小之间还存在着各种大小不一的胸部，不过它们全都符合所谓"正常胸部"的定义。在开始哺乳后，有些女性的胸部会相应变大，哺乳结束后也会一直这么大；有些女性的胸部在哺乳结束后则会变小，之后也会一直这么小！这种现象跟遗传因素密切相关，成年之后，你的胸部大小一定程度上是由你遗传到的基因所决定的。

身上多一个乳头（里面没有乳腺组织）或者多一个有乳头的胸部都并不稀奇。每一百个人中差不多就有一两个人会出现这种情况。不过，相比之下，像乳头缺如（先天性缺失）、只有单个乳头、只有单个胸部等这样的现象则要少见得多。

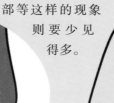

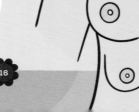

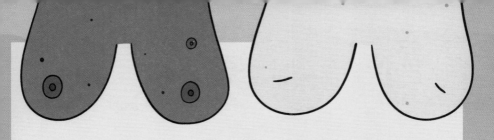

如果身体上的其他部位出现了差异化现象，那么也有可能伴随着胸部和乳头的差异化现象，因为多于或少于两个乳头或胸部的情况与我们出生前细胞和组织的结构有关。

胸部和乳头的外观也存在着个体差异。除了胸部本身的大小和形状外，乳头和乳晕的大小、形状、颜色也都因人而异。乳头凹陷就是一个比较典型的现象，这种情况下，乳头不是一个向外凸出的小点，而是一个向内凹陷的小坑。

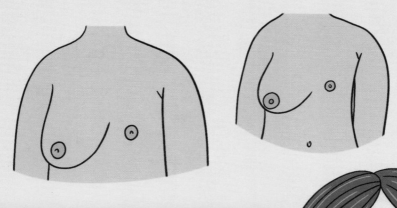

我奶奶就只长了一个胸部，最近我又专门去问了她，这才知道，其实她两边都有胸部，只是其中一边超级小。我真的好担心自己也会出现这样的情况呀！我脑子里面有个声音不停地在念叨："天呐，以后我会不会也只有一个胸部啊？"

——莉莉，17 岁

家里其他人的胸部

如果把你的身体比做一个电脑程序，那么遗传基因早早地就将预先设定好的代码植入你的身体了，你的胸部也会按照这套"基因代码"进行发育。假如你想预览一下这个程序的最终结果，提前了解一下自己胸部未来的模样，那么唯一的方法就是找到家里其他的女性成员并跟她们进行交流。

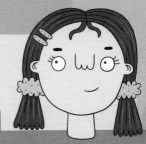

我姨妈的胸部非常大，以前我以为，长大后我的胸部也会像她的那样。不过，现在我发现我的胸部大小介于她的跟我妈妈的之间，这样也挺不错的。

——艾诺珂，18 岁

通过观察家里其他女性成员，你能够大概了解到自己胸部以后的模样。不过，这个方法有时也不太准确，你的胸部可能跟家里任何一个人的都不太像。

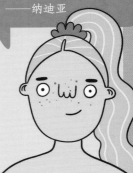

我跟家里另外两个姐妹的胸部大小差得非常多，她俩的都是小小的，就我一个人的最像妈妈。

——纳迪亚

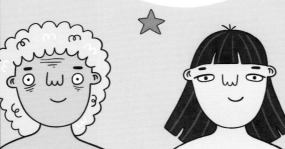

有专家将双胞胎作为研究对象，结果表明胸部的大小和形状确实会在一定程度上受到遗传基因的影响，但是这并不是绝对的。有血缘关系的人，胸部也不一定长得一样，即使是双胞胎，彼此的胸部也可能存在很大差别。

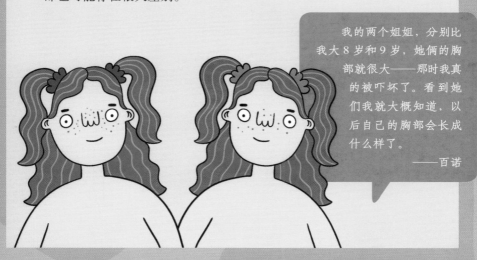

我的两个姐姐，分别比我大 8 岁和 9 岁，她俩的胸部就很大——那时我真的被吓坏了。看到她们我就大概知道，以后自己的胸部会长成什么样了。

——百诺

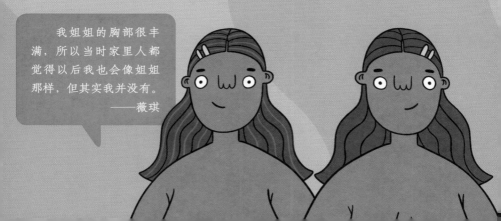

我姐姐的胸部很丰满，所以当时家里人都觉得以后我也会像姐姐那样，但其实我并没有。

——薇琪

受文化环境的影响，我们很少有机会看见别人的胸部，而这也让胸部显得更加神秘。

幸运的话，我们能看到妈妈和姐妹的胸部，或许还能看到好朋友的胸部。我们还可以将年长的家庭成员当做"对照表"，推测未来自己的胸部会是什么样。

因为在现实生活中，我们不太能看到别人的胸部，所以在这儿我们画了一幅画来帮助大家进行了解。在这幅画上，我们尽可能呈现了现实生活中存在的各种各样的胸部类型。

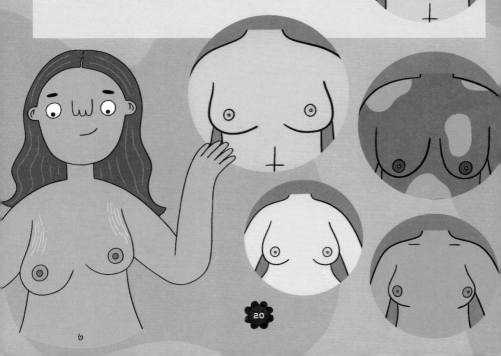

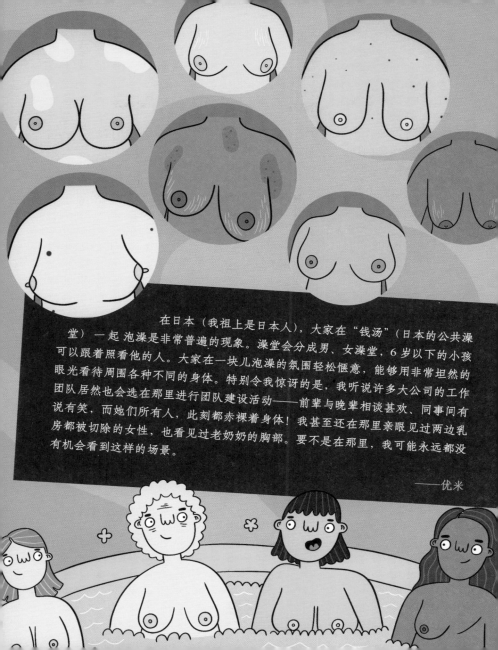

在日本（我祖上是日本人），大家在"钱汤"（日本的公共澡堂）一起泡澡是非常普遍的现象。澡堂会分成男、女澡堂，6岁以下的小孩可以跟着照看他的人。大家在一块儿泡澡的氛围轻松惬意，能够用非常坦然的眼光看待周围各种不同的身体。特别令我惊讶的是，我听说许多大公司的工作团队居然也会选在那里进行团队建设活动——前辈与晚辈相谈甚欢、同事间有说有笑，而她们所有人，此刻都赤裸着身体！我甚至还在那里亲眼见过两边乳房都被切除的女性，也看过老奶奶的胸部。要不是在那里，我可能永远都没有机会看到这样的场景。

——优米

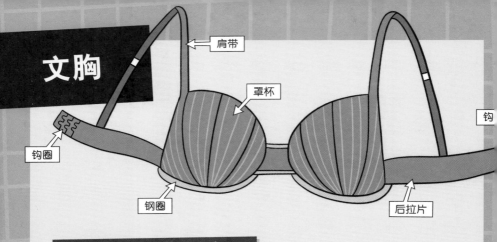

文胸

肩带

罩杯

钩

钩圈

钢圈

后拉片

为什么我们要穿文胸？

我们穿文胸是为了控制自己的胸部——可能是为了把它们隐藏起来、可能是为了让它们拥有更好的形态、可能是为了抬高它们的位置、可能是为了把它们整体支撑起来，也可能只是单纯地想要遮盖它们，防止不小心露出来。大多数人穿文胸的主要目的是塑形、支撑和保护自己的胸部。当然，防止它们上下晃动，以便我们更好地进行体育运动，也是穿文胸的主要原因之一。

我记得六年级的时候我刚刚穿上文胸，有一天莎拉把我的文胸带扯断了，然后还惊讶地说："哦，天啊，克莱尔竟然穿上了文胸！"当时我感到很羞愧，在那之前，我从未意识到穿文胸这件事有什么特别的。

——克莱尔，40 岁

当我第一次提出想要穿文胸时，妈妈说："什么？你还不需要穿文胸呀！你的胸部至少还需要几个月甚至几年才能发育起来。"一开始她并不同意，我不得不又向她提了几次。怎么能说它们还没有发育呢？它们只不过发育得不太明显罢了。其实，我只是觉得穿上文胸会让我变得很酷。

——霍莉，15 岁

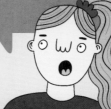

文胸的设计风格随着时代发展不断变化——现代文胸诞生于19世纪初，在1930年前后，文胸受到广大女性的青睐，开始批量生产。而在此之前，女性通常使用紧身胸衣和吊带背心来收紧和控制自己的胸部，以符合当下的审美要求。

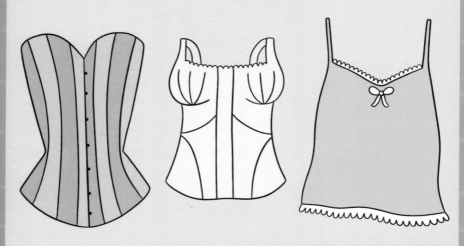

我必须要穿文胸吗？

你可以根据自己全身上下肉肉的分布状况，以及胸部的大小或形状自行选择。在日常生活中，穿文胸可能会让你感觉更挺拔、更方便。但反过来说，如果你不喜欢穿文胸，穿上小背心会让你感觉更自在、更轻松！穿不穿文胸完全取决于你自己。

我已经不再穿文胸了——去乐队训练时不穿，去学校时也不穿！我更喜欢它们原本的样子，也并不在乎它们在别人眼里是什么样的。我觉得开心自在就可以了呀！

——安诺，18岁

你也许会发现，**其他人**可能更喜欢穿文胸的你，但这并不是你应该关心的问题。你只需要考虑穿上它是否会让你在身体或精神上感到更加舒适。

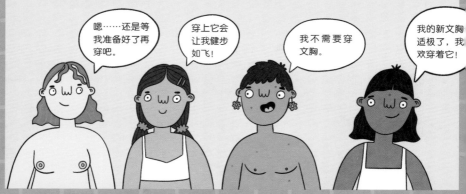

嗯……还是等我准备好了再穿吧。

穿上它会让我健步如飞！

我不需要穿文胸。

我的新文胸适极了，我欢穿着它！

当我的胸部开始发育时，有很多人嘲笑我，因为我没有试图把它们隐藏起来。我真的不太喜欢穿文胸的感觉。还会有人直接走过来对我说："阿比盖尔，你这样不太好吧！被别人看到怎么办？"我一般都会耸耸肩，然后对他们说："那又怎样呢？"

——阿比盖尔，16 岁

和其他衣服一样，如果我们习惯了穿文胸，那么自然会觉得穿上它更舒服。但是对大多数人来说，并没有任何医学上的证据提示我们必须穿戴文胸。

——梅丽莎医生

我身边有许多胸部比我大很多的朋友，我曾在她们面前开玩笑地称文胸为"胸部牢笼"，但这些朋友都试图向我解释："如果你的胸部和我的一样，你就知道了，它们简直就是'胸部守卫'！"还有人急忙补充道："不对不对！应该是'胸部救星'！""如果我不穿文胸，我的胸部就会妨碍我做一些事情，有时还会很痛！"一开始我对文胸并不了解，好在她们跟我说了这些！

——优米

如果我的胸部还不够大，穿上文胸看起来空空的怎么办？

不穿也可以呀！但是呢，当你进入青春期之后，胸部的皮肤可能会变得有些敏感，即使胸部不需要用文胸来支撑，也建议你在身体和外衣之间多穿一层舒适柔软的衣服，比如短一点的小背心和所谓的"训练文胸（training bra）"（我更倾向于称它为"少女文胸"或"人生中的第一个文胸"，因为我们的胸部并不需要训练），它们都能起到隔离和保护的作用。另外，穿纯棉材质的弹力抹胸或中等长度的吊带背心也是没问题的。其实，只要自己觉得舒服就行，你甚至可以只穿一件背心或泳装上衣。

如果你的胸部正处在生长发育期，但你又没有做好试穿文胸的准备，又或者你不想花大价钱去买一些昂贵的文胸，因为胸部变化得很快，过不了多久就不合适了，那么你就可以尝试上面这些方法啦！

我在五年级的时候穿上了小背心，主要是因为我的朋友们都穿上了，我就想我也应该试一试。

——格雷西，14 岁

一开始我只是想："好吧，我的胸部开始发育了，我该做些什么呢？告诉妈妈吧！我需要穿上小背心了！"我并不害怕跟妈妈说这件事，因为我知道它们是我身体的一部分，在学校生理课上老师已经教过我们了。

——艾维，13 岁

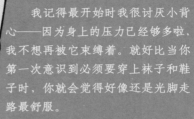

我记得最开始时我很讨厌小背心——因为身上的压力已经够多啦，我不想再被它束缚着。就好比当你第一次意识到必须要穿上袜子和鞋子时，你就会觉得好像还是光脚走路最舒服。

——迪迪，16 岁

我会对我的朋友们这样说："嘿，伙计们，你们看，我穿小背心了！"她们则会表现出很羡慕的样子："天啊，你太幸运了，我都有些迫不及待了，什么时候我才能穿上小背心呢？"

——艾维，13 岁

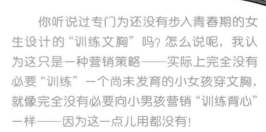

你听说过专门为还没有步入青春期的女生设计的"训练文胸"吗？怎么说呢，我认为这只是一种营销策略——实际上完全没有必要"训练"一个尚未发育的小女孩穿文胸，就像完全没有必要向小男孩营销"训练背心"一样——因为这一点儿用都没有！

对小孩子来说，如果她们在玩装扮游戏时想要假装穿一下文胸，那么穿上一件小背心也是可以的——毋庸置疑，她们绝对不需要被"训练"如何穿上真正的文胸。

我真的需要一件文胸啦！
可是我该怎么说出口？

是时候该去逛街采购文胸啦！
步骤都给你列好了：

1 提起买文胸这个话题，大家可能
都会感觉有些尴尬。包括你家里
的女性长辈也是一样，会羞于公
开谈论这个话题（可能她们不像你，时刻关注着你
身体的每一点变化，甚至没有注意到你应该穿文胸
啦！）。你的妈妈或者监护人是否了解你的身体发育
情况呢？不论怎样，她都应该参与你成长的每个
阶段。如果这个人不是你的妈妈，那么姐姐、爸
爸、年长一点的女性朋友或者亲戚都可以成为
你最好的倾诉对象。

2 留出些时间精挑细选。文胸和胸部一样，也是
大小形状各异的，所以挑选文胸可不能马虎随意，
最好能选到最适合自己的！你可以给自己留出大约
一个小时的时间，在这一个小时里你可以边挑边玩，
尽情享受！你觉得先饱餐一顿，再去甜品店来块小
蛋糕，最后买个漂亮的文胸怎
么样呢？另外，在挑选的过程
中，你可能需要试穿一些不
同的款式，比较和判断它们
是否舒适、是否符合自己
的尺码和审美。

和妈妈聊这样的话题会让我感到
非常难为情，每次想和她说这些事儿
的时候我都紧张得说不出话来。显然，
她对这些事儿也漠不关心。但是某天
晚上，我鼓起勇气抱住她，然后扯了
几下她的肩带说："妈妈，我也需要
一件这样的衣服了。"

——优米

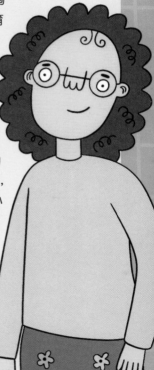

20 Sat 10-11 am
Bra ♥ ♥
Shopping! ♥

3 找个合适的地方去买文胸。百货商场和打折商店都是不错的选择。它们出售的文胸种类齐全，品牌丰富，价格区间也很大。另外，文胸专卖店也是个不错的选择，通常高档专业的文胸店会专门配有"搭配师"，她们非常了解文胸和女生的身体，能够帮你找到最适合自己的尺码。而且不需要支付额外的费用，这是她们应该提供的服务。

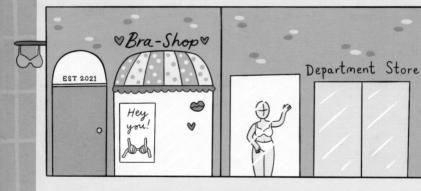

4 如果试穿文胸让你感觉很紧张，那么你可以先在家中记录好自己的尺码，然后带着它去商店选购。仔细阅读一下后面有关文胸尺码的内容，你就知道自己适合怎样的尺码了。

你也可以通过网购来避开在实体店购买文胸的尴尬，但这种"盲选"可能会让你买到不合适的尺码或不满意的款式，所以可能需要多费些时间挑选。我们还是建议你亲自去实体店里试穿，这样不仅方便，而且在你犹豫不决的时候还能够得到一些帮助。

不适合自己的文胸

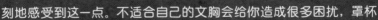

虽然文胸在我们的衣柜里仅占很小的空间，但是它的重要性却不言而喻，我们几乎每天都会穿它。一件完美贴合自己身体的文胸真的会让你的身心感到舒适，尤其是当你穿过不适合自己的文胸后，就会深刻地感受到这一点。不适合自己的文胸会给你造成很多困扰，罩杯过小的话，会挤压到胸部，形成勒痕；罩杯过大的话，会出现空杯的问题，影响到我们的日常活动（在运动的时候尤为明显）；底围过大的话，会出现文胸往上跑、掉肩带等问题；底围过小的话，胸部下方附近会出现一圈勒痕（一整天下来，勒痕处会红红的、痒痒的）。所以，认真挑选文胸真的不是在浪费时间！

一个试穿文胸的简单方法

大多数的文胸钩扣都设计在背后，你需要将双手背在身后，在看不到的情况下独自完成这个动作。这确实需要一点时间慢慢熟悉，在这里我教大家一个更加简单快捷的方法！

第一步

将文胸缠绕在腰部，罩杯的那一面转向背后，文胸钩扣的一面放在胸前，高度与腰部保持一致。

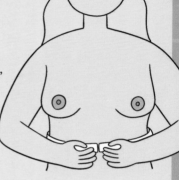

第二步

将钩扣和钩圈挂在一起，然后旋转文胸，将罩杯的一面转到胸前。

第三步

拉起肩带，将胳膊穿过肩带，然后调整一下，把胸部完全地放进罩杯里。

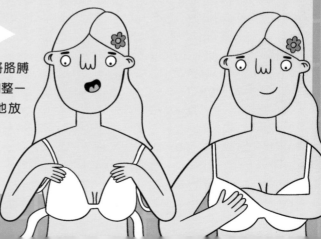

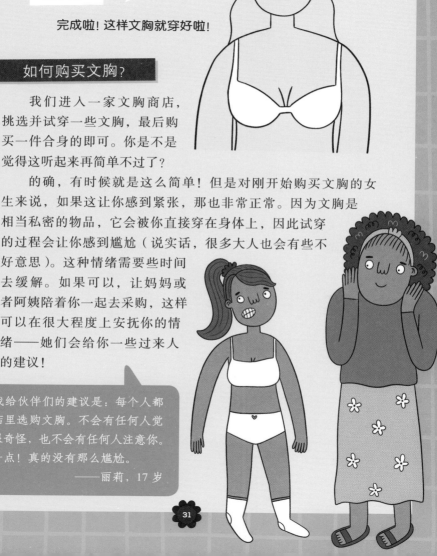

第四步 ➡

完成啦！这样文胸就穿好啦！

如何购买文胸？

　　我们进入一家文胸商店，挑选并试穿一些文胸，最后购买一件合身的即可。你是不是觉得这听起来再简单不过了？

　　的确，有时候就是这么简单！但是对刚开始购买文胸的女生来说，如果这让你感到紧张，那也非常正常。因为文胸是相当私密的物品，它会被你直接穿在身体上，因此试穿的过程会让你感到尴尬（说实话，很多大人也会有些不好意思）。这种情绪需要些时间去缓解。如果可以，让妈妈或者阿姨陪着你一起去采购，这样可以在很大程度上安抚你的情绪——她们会给你一些过来人的建议！

　　我给伙伴们的建议是：每个人都要去店里选购文胸。不会有任何人觉得你很奇怪，也不会有任何人注意你。自然一点！真的没有那么尴尬。

——丽莉，17 岁

31

当我第一次走进店里的时候，我对店员说："嗨！我想知道有没有我能穿的尺码？"她说："当然有！"她猜测我应该是 A 罩杯，之后拿给我一大堆款式试穿，还给我量尺寸，看看到底哪一款最适合我。我想她看得出来我是有点紧张的。我这样问她："我是不是得到试衣间里面试穿呀？"她回答说："当然！别紧张，没关系的，你试穿的时候我不会进去！我会先敲门，然后问你：'我可以进来吗？'"

——霍莉，15 岁

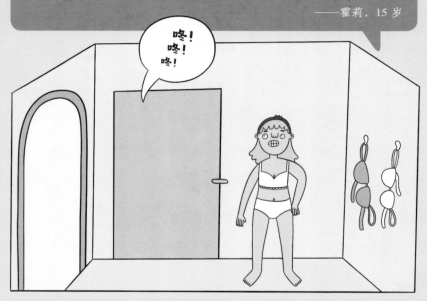

我觉得应该告诉你这个事实。试穿文胸直至选到一款最适合自己的，这个过程是相当折磨人的。起码我是这么认为的！当你在换衣服时，你的妈妈可能会突然把试衣间里用来遮挡的帘子拉到一边，你会因此惊慌失措，然后声音颤抖地说："妈妈，你别这样。"可能还会有店员进来看你穿着是否合适，这可真是世界上最糟糕的体验。但是我觉得这个过程还是值得的——如果你试穿到适合自己的文胸，就可以一直穿着它，再也不用经历这些了！

——伯纳黛特

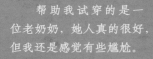

小贴士

给你一个小建议，当你准备去商店试穿衣服（包括文胸）时，最好穿上方便穿脱的衣服。

——优米

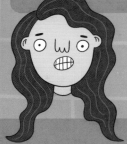

帮助我试穿的是一位老奶奶，她人真的很好，但我还是感觉有些尴尬。

——索尼娅

有些人不喜欢被触摸，有些人羞于在陌生人面前脱衣服，所以通常我会这样告诉我的顾客："您今天想要试穿哪些款式的文胸呢？我可以把挑选出来的文胸放在那边的柜子上，您独自试穿即可。如果需要的话，穿好之后，您可以叫我进去帮忙判断一下是否适合您。"我之所以这样做，是因为有些人非常注重保护隐私。

——琳达，私人文胸搭配师

我从不会使用软尺测量别人的身体。通常，我会先看顾客现在穿着什么尺码的文胸，然后找一些相同尺码的文胸请她试穿。如果她没有穿文胸，我也会猜一下，然后找一些差不多尺码的推荐给她。因为选择文胸最需要考虑的就是舒适程度，而一个女生穿什么样的文胸更舒服，最重要的就是尺码是否合适。

——路易丝，文胸搭配师、设计师

如果你正处于青春期，胸部变化很大，在一定时期内你一定能感觉得到！你需要了解它们的变化情况，以及内部是否有肿块。你要感受它们是不是在变大，是不是变得很柔软。虽然这是老生常谈，但我还是要啰唆一句——你的胸部就是你的朋友！

——比安卡，文胸搭配师

商店的文胸搭配师可能会提出用软尺帮你测量尺寸，她们这样做是为了更准确地进行判断。这种测量会分为两部分：**罩杯尺寸的测量**和**下胸围尺寸的测量**，后面我们会做详细介绍。

被软尺测量的过程可能会让你感到有些怪怪的，但搭配师几乎每天都在重复这个过程——她们已经习以为常了，所以你不必感到尴尬。还有一些搭配师有着丰富的经验，她们可以通过目测来判断你的尺码。

如果你因为太害羞或者太紧张而无法和搭配师相处，那也没关系！你可以在去商店之前在家里自己测量一下，然后把尺码记在一张纸上随身带去商店。

文胸的尺码到底有什么用啊？

最简单的答案是：没什么特别的用处！我们在为写这本书收集素材时，采访的每一位文胸专家都认为，通过测量可以了解文胸的大致尺码，但也仅仅是理论上的，并不能做到精确，甚至同一种款式或同一个品牌的相同文胸尺码，穿在每个人身上的感觉也不会完全一样！

但即便如此，我们还是需要教大家如何大致测量文胸的尺码，通常需要测量两个部分：

一是**下胸围的尺寸**，大概是在胸部下方、胃部上方的位置。它的尺寸通常在 62 厘米到 150 厘米之间，即 24 英寸到 59 英寸之间。

二是**罩杯的尺寸**（我更愿意称之为罩杯的深度），它的尺寸通常用字母来表示，最小的尺码是 AA，之后是 A、B、C、D、E、F、G 等。你需要再测量一下上胸围的尺寸（围绕胸部最丰满处测量一圈），然后做个减法得到上下胸围的差值，最后对照着文胸尺码表，查看自己的尺码即可。更简单的方法是，你可以在网上搜索"罩杯计算器"，然后将这两个测量数值输进去，计算器会自动转换出你的文胸尺码！

但是，如果你真的想找到一款完美贴合自己的文胸，那么就把软尺扔到一边，继续听我讲……

如何选到合适的文胸呢？

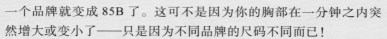

由于不同品牌的文胸尺码也不尽相同，这就会导致某个品牌合适你的尺码是 80C，但换成另一个品牌就变成 85B 了。这可不是因为你的胸部在一分钟之内突然增大或变小了——只是因为不同品牌的尺码不同而已！

其实，每一件文胸都不是完全一样的，你最需要做的就是在自己尺码的范围内尽量多试穿几件。比如说，你通过测量非常确信自己的尺码是 75A，但当你试穿 80AA 或 70B 时，你可能会感觉它们比 75A 更舒适。因此，在你下决定之前，一定要多多试穿，多给自己一些时间和机会去感受！还有，一定要弄清楚哪种款式的文胸自己穿着最舒服。很快你就会发现，文胸的种类真的非常多……

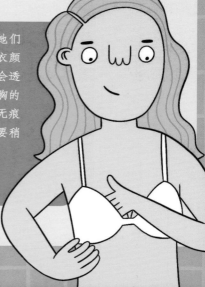

年轻的小姑娘通常对肉色文胸避之不及，她们心里一定是这么想的："那是老奶奶才会穿的内衣颜色吧！"但是肉色文胸有个最大的好处——它不会透过你的校服被别人看到。对于第一次来店里买文胸的小姑娘，我会给她挑选一件白色的和一件肉色的无痕文胸，或者两件运动款式的文胸，并且文胸罩杯要稍微留出一点空间。

——琳达，私人文胸搭配师，
拥有 15 年文胸搭配经验

"完美" 文胸

最近一项以时尚编辑作为调查对象的研究显示，许多女性虽然拥有一大堆文胸，但真正让她们感到舒适的可能只有一两件，所以她们会反复地穿戴同一件，每隔一两个月才会清洗一次！如果你有幸找到了属于自己的"完美"文胸，那么我们建议你最好多买一件款式完全相同的，以方便换洗。你会不会好奇"完美"文胸究竟是什么样子的呢？

它会让你的身体感觉到完全放松，肩带不会勒进皮肤里，也不会时不时地从肩膀上滑落，胸部周围也不会觉得绷得太紧。那种感觉应该就像是，一枚戒指正正好好地卡在手指上，而不是紧紧地将手指勒到变形。另外，在不同的场合选择不同的文胸款式也很重要。例如，在锻炼的时候需要穿着运动款式的文胸，它可以牢牢固定住胸部，起到一定的保护作用。

> 虽然我拥有八个文胸，但平时我常穿的只有两个。
> ——罗莎，13 岁

对女性而言，尤其是年轻女性，她们可能从未意识到自己的身材并不会一直保持不变，所以一旦选定了合适的文胸尺码，就觉得以后无需再更改了。虽然有些女性的确会一直保持同一个尺码不变，但随着年龄的增长、体重的增减、健康状况的变化，以及经历过某些剧烈的激素波动，例如经历怀孕或更年期等，胸部的大小也会不断发生改变！所以，保持文胸合身也非常重要，我们要时常确认文胸对自己的胸部是否能起到支撑作用。

——路易丝，文胸搭配师、设计师

商店里出售的文胸，肩带往往都被调节到最短，有时会勒得让人崩溃，几乎都需要你手动调整一下！

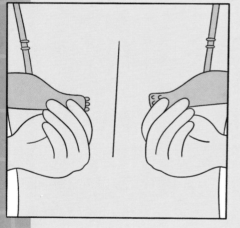

但是在你尝试把肩带调节到适合自己的长度之前，可以先来检查一下罩杯是否合适。因为胸部和罩杯之间不应该留有太多空隙，所以你可以在调整肩带之前将罩杯整个覆盖到胸部上，检查一下合适与否。具体你可以这样做：

把手臂穿进肩带，将罩杯向下拉直至盖住胸部，手臂绕到背后把它穿好。你需要具备不用眼睛看也能把钩扣和钩圈挂在一起的能力。这可能需要多练习几次，但请放心，这并不是什么难事！

大多数文胸有两排到三排钩圈，扣在中间一排或者最外面一排应该

是比较宽松合身的。你可以调节它的松紧程度，以确保达到最舒适的状态。

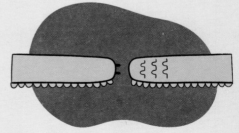

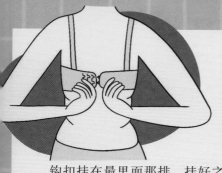

另外，后拉片会随着使用时间的推移而被拉伸，弹性也会变小。因此，当你第一次穿上它时，你可能需要将钩扣挂在最外面那排，而一旦它的弹性变小了，你就可以将钩扣挂在最里面那排。挂好之后，确认一下文胸是否处于水平状态就可以了。如果有需要，你还可以稍做调整，将腋下多余的脂肪收拢到罩杯里。

接下来，你需要低头观察一下罩杯的空间。如果你能看到罩杯的内面，那么就说明这个罩杯对你来说太大了。相反，如果罩杯并不能完全包裹住你的胸部，那么就说明这个罩杯对你来说太小了。

如果罩杯尺寸合适，你就可以尝试调节肩带的长度了。最合适的肩带长度应该是肩带与肩膀之间能够轻松地放进一根手指。

最后，你可以在试衣间里活动活动身体，比如转动一下手臂、晃动一下肩膀、蹦跳几次等，感受一下是否有不适感，确认一下文胸是否依旧舒适贴身就算完成啦。

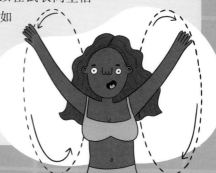

比安卡，文胸搭配师，30岁

在澳大利亚，市面上文胸的平均尺码是 80C，但是 80% 的女性都穿着不适合自己的尺码。这一点我深有体会，因为大多数第一次来找我的顾客，都穿着与自己的实际尺码相差甚远的文胸。因此，有那么多女性抱怨文胸一点儿都不舒服，就不足为奇了。

如果有人仅仅通过软尺为我测量尺寸、挑选文胸的话，那么我一定会质疑她的专业性。因为我测量出来的尺码是 70E，但实际上我经常穿的文胸，并不是这个尺码，而且随着年龄的增长，情况也会发生改变。其实，测量出来的尺寸并不通用于每个人的身材、胸部形状，或某个文胸品牌、文胸款式。即使两个人的尺码一致，我们也需要根据实际情况，选择适合自己的文胸。世界上没有完全一样的双脚，也没有完全一样的胸部。挑选文胸就应该像挑选鞋子一样！你需要多进行尝试排除"错误选项"，直至自己感到舒适为止。我曾遇到过一对双胞胎，她们虽然长得一模一样，胸部形状也很相似，我以为她们会适合同样的文胸，但是她们自己觉得舒适的文胸尺码和款式却大不相同，是不是挺让人意想不到的？有些事就是这样，在你尝试之前，永远预测不到事情的结果。

另外，很多女生会因为穿着校服不方便，或者没有选到合身的运动文胸而放弃运动，这真的太不应该了！她们会对我说："我不喜欢运动，那真的很不舒服，我再也不想跑跑跳跳了。"因此，一件合身的文胸，特别是运动文胸，对许多女生来说都是不可或缺的。需要注意的是，对待运动文胸要跟对待运动鞋一样，我们需要根据自己的情况时常"更新"。

不同的文胸款式

市面上有着各种各样的文胸——它们的品牌、类型和款式都各不相同。其中一些文胸专门为特定的活动而设计了特殊的支撑结构，如运动文胸。还有一些设计是为了搭配不同的衣服，如无肩带文胸。以下是一些常见的款式：

无痕文胸 ➡️

无痕文胸属于一种专门设计的文胸，具有一体成型、设计简约、不挑胸型的特点。它通过高温定型而成，外表光滑没有接缝，几乎可以做到"隐形"，内部置有模杯（模杯就是罩杯中间的海绵垫），可以起到遮盖和修饰胸部形状的作用。这是非常常见的文胸款式之一，也是搭配 T 恤的不二之选。无痕文胸的贴合感很强，因此，即使我们在夏天穿着轻薄的 T 恤，也不太能看出来文胸的痕迹。

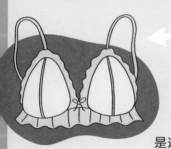

⬅️ **蕾丝文胸**

精致华丽的蕾丝面料，对小女生来说是非常有吸引力的，就像是浪漫优雅的婚纱裙一样闪闪发光。当听到"文胸"这个词时，可能大部分女生在脑海中第一个浮现出来的就是这个款式。它们款式别致、设计精美，周围点缀着蕾丝花边，中间还会有一个可爱的蝴蝶结。蕾丝文胸通常由蕾丝和其他布料一起制成，中间没有模杯，所以轻薄透气，比较适合在潮湿阴雨的天气使用。但是，这种文胸的罩杯一般比较大，大多数款式都是提供给成年人的。

如果穿得漂亮可以让你更加自信，那么就不要犹豫！
——克莱奥，15 岁

41

运动文胸是最具功能性的，并且它的支撑力和稳定性也是最好的。运动文胸的设计理念就是——最大程度地固定住胸部以防止胸部受伤，确保胸部不会妨碍到女性的运动。我们还可以根据运动强度的不同，选择不同类型的运动文胸。特别需要注意的是，在进行高强度运动时，如果长期不穿运动文胸的话，会对承托胸部的韧带（乳房悬韧带）造成不可逆的伤害。

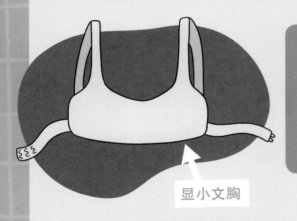

显小文胸

我本来是一个很爱运动的女孩。经过大概一年的时间，我慢慢地发现，我真的很讨厌胸部变大这件事，所以我喜欢穿着非常紧身的运动文胸，这样就可以将它们束缚住，不会影响到我的活动。

——雅诗，16 岁

显小文胸是为了那些想让胸部看起来更小、能够隐藏在衣服里面的女生设计的。跟束胸不同，显小文胸会顺应胸部本来的形状，通过用富有弹性的面料将胸围尺寸尽量缩小。有的女生也会使用紧身运动文胸来达到从视觉上缩小胸部的效果。从侧面看，这种文胸会使胸部看起来扁平；从正面看，它会使胸部看起来更宽，因为它会通过挤压使你的胸部变得扁平。一件合适的显小文胸会把我们的胸部压得扁扁的，但肉肉却不会从侧面露出来。

　　还有一种显小文胸是一种侧面有良好支撑的无模杯文胸，它的罩杯更大，可以让胸部全部集中向前，这样从正面看起来胸部就会更小。

上托型文胸

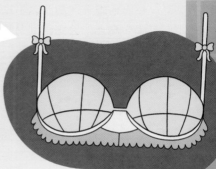

　　上托型文胸属于功能性文胸的一种，它在一定程度上可以调整胸部的形状。通常这种文胸的罩杯下端置有填充物，目的是为了"托高"胸部，使身材看起来更好。

衬垫文胸

　　我和我的朋友都喜欢穿这种上托型文胸，当我们换衣服时，会彼此夸赞："天啊，你的胸部看起来超酷的！"或者"你的文胸真的好漂亮呀！"

　　　　　　　　——伊维，13 岁

　　衬垫文胸是在罩杯里加入衬垫，以达到视觉上增大胸部尺寸的效果，有时也可以起到塑形的作用。它与上托型文胸的不同之处在于，衬垫文胸的填充物通常会覆盖我们的整个胸部。

衬垫也分不同大小——小到可以帮助无痕文胸起到塑形作用，大到可以改变胸部的外观形状。通常衬垫文胸里的衬垫都是可拆卸的，如果你的胸部大小差异明显，还可以取出一侧的衬垫，来保持两边看起来一致。

无肩带文胸

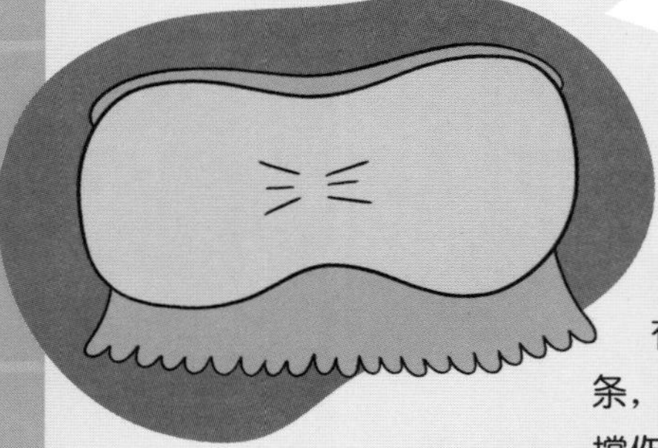

当你试图将文胸肩带隐藏起来的时候，无肩带文胸就可以派上用场了，它比较适合穿在无袖的礼服、背心或露肩上衣里面。它们虽然没有肩带，但一般会配有加固带或防滑条，所以仍然会对你的胸部起到一定的支撑作用。

一片式胸贴

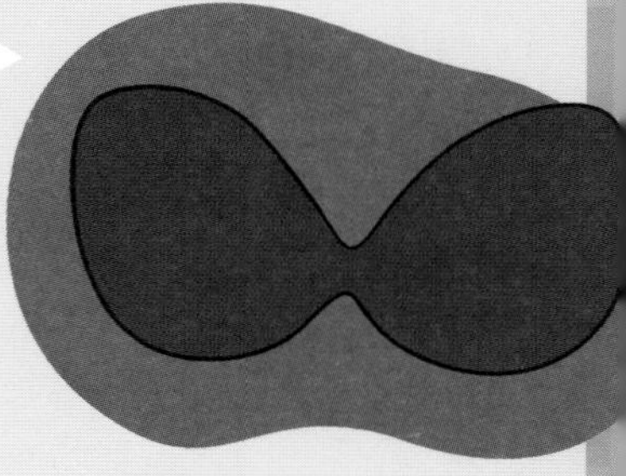

一片式胸贴的支撑作用比较小，但也能起到很好的遮盖作用。它的隐形效果比无肩带文胸还要好。

哺乳文胸

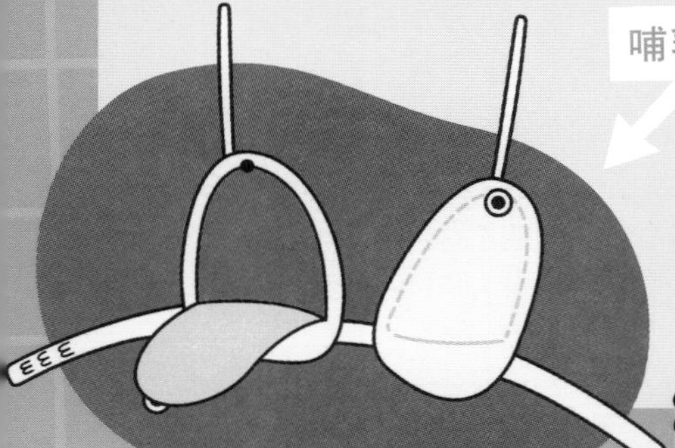

任何带有开口设计的文胸都可以称作哺乳文胸。哺乳文胸可以有钢圈，也可以没有钢圈。

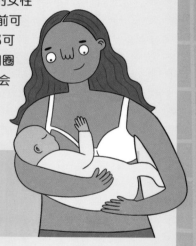

　　出于对哺乳期女性的考虑，即使有钢圈，也是由很软的塑料或镍钛记忆合金制成的软钢圈，一般不会使用金属制成的硬钢圈。另外，哺乳期女性还可以选择钢圈尽量缝制在远离乳腺组织的文胸，这样可以有效防止乳腺炎的发生。可能会有医生警告哺乳期的女性，不要穿有钢圈的文胸，但随着文胸研发技术的进步，现在哺乳期的女性也是可以穿的。因为很多妈妈在怀宝宝之前可能是 D 罩杯，随着孕期激素的变化，胸部可能会上升到 G 罩杯或 H 罩杯，所以需要钢圈来提供有效的支撑。澳大利亚母乳喂养协会也曾表示："哺乳期妈妈使用有钢圈的文胸，也是完全没问题的。"

乳腺炎是由感染引起的乳腺组织炎症，母乳喂养的妈妈是高发群体。

钢圈的作用是什么？

　　大多数文胸可以分为"有钢圈"和"无钢圈"两种类型。有钢圈的文胸会在罩杯下端的位置，放置一根呈半圆形的金属丝，这可以对胸部起到很好的支撑作用。有钢圈的文胸主要推荐给胸部较丰满或者想要调整胸型的女性（如果觉得硬钢圈的文胸不够舒适，你还可以考虑软钢圈的文胸）。无钢圈的文胸通常比有钢圈的文胸穿起来更舒适，但是与此同时，它的支撑力也相对较弱。其实，适合自己的才是最好的，并不能用有无钢圈来定义一件内衣的好坏，你首先要做的就是了解自己的身体。

另外，文胸也有很多不同的颜色和图案，有明艳的、可爱的、含蓄的、简约的，相信你一定可以找到适合自己的风格！

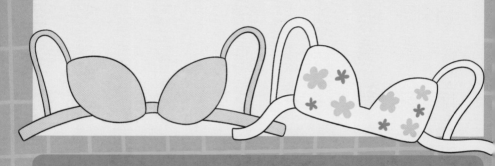

因为我需要坐轮椅，所以需要有人陪我一起去商店挑选文胸，顺便也可以给我一些建议。我的要求是挑选一件舒适且方便穿戴的文胸，但其实我也希望可以找到一件既舒适又漂亮的文胸。

在穿衣服的过程中，文胸对我来说应该是最艰难的部分。我需要有人帮我穿上，也需要有人帮我脱下来。因此，我更倾向于穿运动文胸或带有交叉肩带的文胸，因为这种款式的文胸几乎不需要做什么调整，调整文胸对我来说真的很难。刚开始的时候，我也曾试着穿一些标准款式的文胸，但我发现肩带经常会从我的肩膀上掉下去，有时后面的钩扣和钩圈还会突然分开，那样我就只能穿着松松垮垮的文胸，忍受着不舒服的感觉了！

但是选购文胸对我来说并不困难，通常我会挑选一些文胸带回家试穿。如果它们不合身，我就会把它们退掉。这比在试衣间里试穿更方便，尤其是当我一个人去商店的时候。

——斯特拉

什么是"乳沟"?

乳沟是指两胸之间的间隙。通常来说,两胸之间都是有一定距离的,这意味着在自然状态下大多数女性都是没有乳沟的。很多人被杂志广告定义的美所影响,会认为有乳沟的胸部是美的。我们暂且不提美是否有标准,单说那些图片也都是被精修美化过的。如果你的胸部较为丰满,穿上低罩杯文胸后会出现乳沟,那不意味着招摇,也不意味着暴露。如果你的胸部偏小,也不用过分追求,因为自己的舒适和健康比什么都重要。没有"非这样不可"的绝对标准,在舒适健康的前提下,你的胳膊、手脚、后背、胸部……都不需要遵循所谓的"标准"。

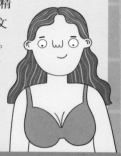

在我们小组,男生们喜欢开玩笑,假装自己有胸部。他们会用两条胳膊用力挤向胸前,然后说:"快来看,这是我的胸部!"我觉得他们有些无聊,但还有些搞笑。

——雅诗,16 岁

是不是有很多固定的文胸穿搭规则呢?

有一些。

现如今类似于"不应该露出文胸肩带"的这种时尚观念早就被淘汰了。在多元化的当下没有什么硬性的穿衣规则,只要你觉得舒服就好。下面介绍一些非正式的、只是常识性的文胸穿搭指南,帮你了解哪种款式的文胸可以搭配哪种类型的衣服,希望能帮到你:

白色文胸可以穿在白色上衣里面,黑色文胸可以穿在黑色上衣里面,而肉色文胸几乎可以穿在任何颜色的衣服里面。

蕾丝文胸上的蕾丝可能会通过 T 恤和其他轻薄柔软的面料透出来，但是无痕文胸或运动文胸的轮廓就没那么明显了。

运动文胸的背带通常是交叉式的，可以搭配运动背心或工字背心。

无肩带文胸或一片式胸贴对胸部的支撑作用比较小，通常只适用于搭配晚会礼服。当然！在你想把文胸隐藏起来的时候也可以使用，只是在你跑跳的时候，就会发现它们真的有点儿不太方便！

文胸和内裤也不一定非得成套搭配。有些文胸和内裤是成套售卖的，但大多数情况下你可以分开买、分开穿，它们是可以混搭的——这都由你自己决定！

舒适在任何时候都胜过好看，所以是否采纳别人给你的建议都取决于你自己。你只需要穿适合自己的、穿自己喜欢的，穿能让自己觉得自信、勇敢、自在的。

为什么文胸价格如此昂贵？

文胸价格昂贵的原因很简单，就是其复杂的制作过程。文胸虽然很小，但结构却十分精细，没有一件文胸可以完全由机器制造，在制作过程中所有的文胸都有需要手工完成的部分。

当我开始穿钢圈文胸之后，我拥有的最贵的文胸大约是 60 美元。

——劳拉

48

每件文胸都由不同的材料组合而成：松紧带、金属挂钩或扣子、钢圈、棉花、尼龙、丝绸、蕾丝等。蕾丝也是一种价格比较高的材料，通常用于装饰文胸，这也增加了蕾丝文胸的成本。

在澳大利亚，文胸的价格在 15 美元到 20 美元不等，设计师款或拥有特殊设计的文胸可能会卖到 100 美元甚至更多 (比如超大罩杯的文胸)。大多数人花费 30 美元到 70 美元就可以买到质量很好的文胸。如果你发育得较快，那么你可能需要频繁地更换文胸的尺码，但是当尺码基本固定后，就不需要频繁更换了，只要护理得当，一件文胸其实可以穿很长时间。

制作文胸是一项复杂的工程！

文胸的设计和制作经过了许多年的研究和开发。近些年设计师们正在试图制作一种轻便、结实，还可以穿很多年的文胸。它能够提供很好的支撑和塑形作用，也非常透气，不会让皮肤发痒，也不会产生难闻的气味。外观最好也能设计得很好看！设计制作文胸的过程真的非常麻烦，并不是一朝一夕就能完成的。

可以（或者应该）穿着文胸睡觉吗？

　　大多数人是不愿意穿着文胸睡觉的，因为它的束缚感会让人不舒服，那种感觉就好像是胸部一直在"上班"一样。但是有些人确实愿意穿着文胸睡觉，这也没什么奇怪的。

　　你知道一天结束时脱掉文胸的感觉有多自在吗？就好比你把扎起来很久的头发散下来一样——那种感觉真的是太棒了！

——埃维，13 岁

　　我有一个朋友就喜欢穿着文胸睡觉。我们一起出去度假，我有点不理解，因为我觉得那样很不舒服。但是我也觉得没必要一直追着人家问为什么！

——阿比盖尔，16 岁

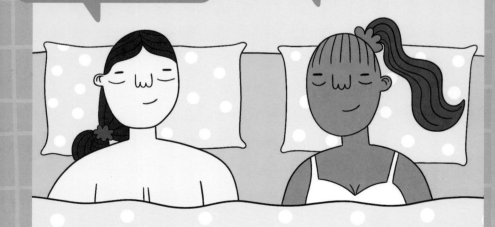

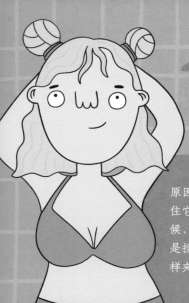

我从青春期开始就一直穿着文胸睡觉了，因为束缚住它们会让我觉得更舒服。

——丽贝卡

我开始想要穿着文胸睡觉的原因大概是——这样能够保持住它们的形状。当我侧睡的时候，双臂就会收到胸前，我总是担心自己的胳膊会像钳子一样夹到它们。

——凯丽

我有经前期综合征，每个月有那么两三天，我感觉我的胸部像被关进了笼子里！有时它们就像是在乞求我放它们出来。

——佩吉

我喜欢穿无痕文胸睡觉，它超级有弹性，不会有压迫感，也没有钢圈。我感觉穿着它睡觉能起到一些支撑作用。不穿它的时候，我总觉得醒来时胸部会有些酸痛。我都怀疑自己的胸部会不会是在晚上一不小心"飘"到腋窝里去了。

——杰姆

如果需要在夜间给宝宝喂奶的话，我就会穿上文胸睡觉！

——佩吉

文胸的洗护

　　延长文胸寿命的最好方法就是坚持手洗，多久清洗一次则取决于你自己。有一个你可能会感到惊讶的事情，虽然很多人每天都会清洗内裤，但不经常清洗文胸，有些人甚至一两个月才清洗一次。需要注意的是，运动文胸在使用后就应该清洗——尤其是在高强度训练之后，或者是当你踢了朋友的屁股之后，或者是像"小陀螺"一样忙得晕头转向之后。

　　当然了，多久洗一次也取决于你有多大的运动量。如果你穿着运动文胸，一直保持着一边喝饮料，一边查收邮件的状态，那么你也可以再穿两三天！

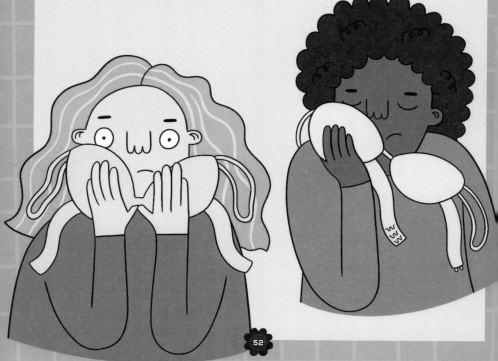

手洗

你可以专门准备一套手洗工具——内衣皂（或内衣专用洗剂）、小水盆（或水桶）。将文胸放入冷水或不超过 40 摄氏度的温水中浸泡几分钟，用内衣皂涂抹出泡沫后轻柔搓洗即可，切记不要像拧麻花一样暴力拧干，轻轻挤压掉一些水分就行了。另外，钩圈背面那一小块摸起来有点粗糙的绒面，可以像柔软的小刷子一样对文胸表面进行清洁。

如果你觉得这样做太麻烦，那么你还可以试试下面的方法：你可以在淋浴的同时清洗文胸。你可以穿着文胸走进浴室，在身上（包括文胸）涂抹上香皂，在穿着的状态下稍微清洗一下，然后脱下来清洗需要重点清洁的位置，最后冲洗一下泡沫即可。你可以使用香皂来清洗文胸，这完全没问题。这样操作可以大大降低手洗的麻烦程度，还可以节约一些时间。需要注意的是，用这种方法的话，一定要额外搓洗一下需要重点清洁的区域，例如肩带（有时看起来会黑黑的）和腋下（有时会有异味）的位置。

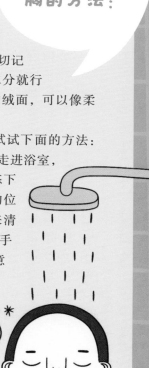

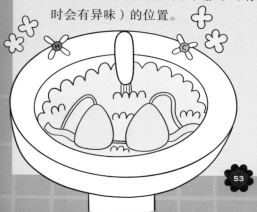

下面列举了一些洗护文胸的方法：

通风

你可以准备两件文胸——穿一件，然后把另一件放在通风的地方（甚至可以是门把手上）24小时。当你觉得文胸上有不好闻的味道的时候再清洗！

洗衣机清洗

当使用洗衣机清洗文胸时，为了好好保护它，请在清洗前查看标签上推荐的洗涤方式，或在购买时问清楚应该如何清洗。

通常情况下，清洗文胸需要冷水、轻柔模式以及温和的洗剂。你可以先把文胸等其他设计比较精致的内衣物放在内衣袋或洗衣袋里（内衣袋是一个有拉链的网眼袋子）。这可以防止文胸在洗涤过程中被滚筒甩来甩去导致文胸变形，也可以防止钩扣挂住其他衣物导致其他衣物破损。

如果你没有洗衣袋，把文胸放进枕套里也具有同样的效果。

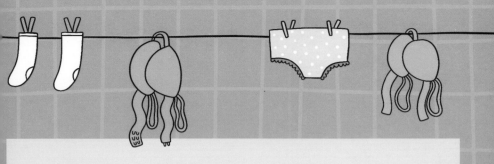

不要忘记晾干

　　不管你用什么方法清洗文胸，都别忘了洗完后马上把它们挂起来晾干，这是非常重要的！如果它一直是湿着的状态，就会滋生细菌、发霉、发臭，甚至会腐烂（说实话，所有的衣服都是这样的）。大多数文胸需要直接挂在通风处自然晾干，而不是放进烘干机里烘干，因为烘干会导致衣物变得粗糙，阳光直射则会导致织物褪色。

　　当你在晾晒文胸的时候，可能需要整理一下文胸的罩杯，把它还原成原来的形状，比如衬垫文胸或上托型文胸。最好在它们湿的时候，轻轻地抚平褶皱、调整一下罩杯的形状，这样会让你在下一次穿它的时候，感觉更舒适。

　　当我把它们挂在晾衣绳上时，悬挂位置应该是中间的连接部分，保证两个罩杯垂在两边，中间连接位置挂在晾衣绳上，这样可以防止肩带被拉长或罩杯变形。

——莉莉，17 岁

我囊中羞涩

充足的金钱可以给你提供更多的选择，相反资金不足会限制你的选择。这会让人不开心，尤其是当你已经挑选好了尺寸合适、上身舒适的文胸，却止步于它的价格的时候。如果你也面临着这种情况，可能需要一点小策略，想办法找到各方面都适合自己的文胸。

寻找二手文胸

你可以关注一下当地的二手物品店，从中挑选出质量还不错的商品。如果你乐意的话，还可以告诉家里的女性长辈或者年长一些的朋友，你可以接受她们穿过的文胸（这可能感觉有点奇怪），并且你还可以留意一下她们当中是否有人和你身材相似。如果幸运的话，你和她们的文胸尺码可能也一样，那样你就可以和她们建立长期的赠予关系，让她们的旧文胸变成你的新文胸。

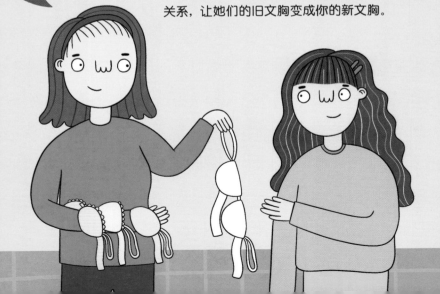

其实没关系的，人人都知道质量好的文胸价格很高，如果她们不再需要，会很乐意把它们送给别人的。事实上，大多数人也会很高兴，为她们不再需要的文胸找到一个新主人。

做一件简易文胸

用你手头的材料去做一件吧！当你的胸部还处在发育阶段时，一件小背心或短上衣就可以让你保持舒适的状态了，它们的支撑力和抗摩擦效果足以满足你当前的所有需求。

购买打折文胸

你也可以逛逛当地的折扣店（或关注一下打折季），或许会有意外的收获。这些折扣店可能不会提供免费的试穿服务，所以在选购时没有搭配师来帮你。有些平价文胸可能耐穿性不够好，但确实能帮助你在一段时间内节省一些钱。其实，即使是最高档的文胸商店每年也会至少打折两次，所以要多多关注打折时间，购买性价比最高的商品。

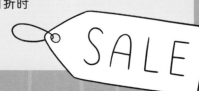

温和的手洗方式可以让你现有的文胸使用得更久。

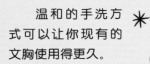

捐赠给
慈善机构

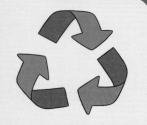

当今社会，随着人们对环境问题的日益关注，快时尚已成为过去时，主流服装连锁店也开始回收和修复旧衣物。所以，我们也可以多留意一下当地的旧衣物捐赠处。

我第一件比较像样的文胸是在我堂姐那"退役"后传给我的。我现在依旧很开心能拥有一件这么合身的文胸！这样的文胸有一个好处——那就是不用再去与它"磨合"，我很喜欢它那"懂事"的扣眼。

——劳拉

我有一些文胸是别人用过的，也有一些是我自己买的，但我还没有发育到需要买衬垫文胸的阶段，我想在短时间内我应该不太需要它们。

——格蕾丝，13 岁

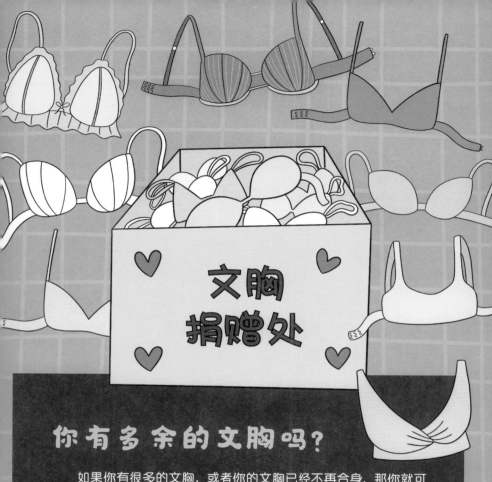

你有多余的文胸吗？

如果你有很多的文胸，或者你的文胸已经不再合身，那你就可以和身边的朋友建立交换关系，彼此都能够从中受益。你也可以了解并关注一些慈善机构或捐赠活动，把不再需要的文胸捐赠出去。要知道即使是小小的微光也会温暖到别人，让我们把这份温暖传递下去，让爱心捐赠成为举手之劳！

泳衣、比基尼和胸部

当胸部开始发育时，游泳对你来说可能是件棘手的事情，你会觉得很不自在，好像每个人都在看着你。虽然别人根本不会关注你，但你有这种感觉是很正常的，作为过来人我完全能理解！

> 我应该是那种非常在意自己身体的人。去游泳的时候，我总是习惯性地围一条毛巾，或者穿那种包裹严实的泳衣，直到今年，我才敢穿比基尼。
>
> ——霍利，15 岁

但是你一定不要因为正在发育的胸部而错过游泳和其他水上活动，这一点非常重要。你最需要做的，就是找到你认为最舒适的泳衣。请相信你不比任何人差，你的"美丽"也不亚于任何人。如果你对展示自己的身材感到害羞，那就选择那种可以在胸部周围额外增加一层衬垫的泳衣，这样胸部的形状就会被遮盖得更好。很多人还会选择在游泳时多穿一件防晒背心，这样能更好地保护自己的隐私（哦，对了，还可以防晒呢！）。

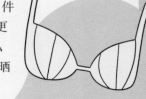
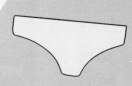

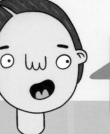

我从小就有定期游泳的习惯，并把游泳当作自己一生的爱好，所以我在选择泳衣的时候主要考虑的就是实用性，而并不太在意它们的外观。就比如，我有好几件长袖长裤的款式！我不喜欢比基尼，因为我很害怕不小心走光，穿上它我反而会不自信，所以我的泳衣基本上都是那种有内衬的背心款式。

——阿比盖尔，16 岁

如果穿着低胸连体泳衣或者比较暴露的比基尼会增加你的不安全感，让你时刻处于担心的情绪之中，影响到你出游的好心情，那就有些得不偿失了。

你要知道别人的看法永远不及自己的快乐重要。为了打消这些没必要的顾虑，快去套上遮挡严密、可以让你在水中冲浪或在泳池里尽情玩耍的泳衣吧！

有些人还会准备两套泳衣——一套在竞技游泳、冲浪、打水球的时候使用，另一套在泳池边或温泉旁放松休息的时候使用。换个角度说，一套是能给你带来安全感、不妨碍你尽情玩耍的，另一套是自己喜欢但很少有机会穿的。泳衣也有许多非常酷的款式、各种各样的图案和颜色可供你选择，让你感觉自己像是个"大客户"一样，看起来棒极了。

去海滩玩耍的时候，我非常希望能够吸引男孩子的目光。但是对我来说，撑起那件带有钩花的比基尼，实在是个艰巨的任务。

——凯瑟琳·伦比

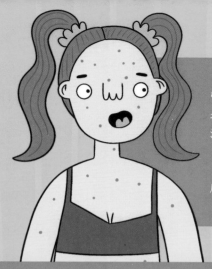

胸部对泳装的影响很大——我必须得穿带有钢圈的泳衣，否则胸部就很容易不听话地从周围"跑"出去！我最喜欢连体款式的泳衣，穿上它身体就像是被固定在里面了一样，我觉得这样很舒服、很安全，这样游泳时我就不用一直在意自己的胸部了。没有了顾虑，我玩得也会更开心。

——伯纳黛特

小的时候我一直认为比基尼是穿在全套泳衣里面的，长大之后我才知道不是那样的。但我还是觉得有必要在胸部的位置多穿一层，特别是在 11 岁到 13 岁那个阶段，这样做不仅可以起到防晒作用，也可以遮住胸部的轮廓，防止别人过多关注我的身材。

——克利奥，15 岁

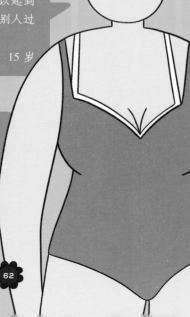

选择一件可以让你像小时候一样自由游泳和玩耍的泳衣吧！不需要效仿某些人那样穿着不适合自己的泳衣去炫耀自己的身材。

——莉莉，17 岁

胸部里面有什么？
胸部的内部结构

乳腺组织

胸部的内部构造是非常有趣的。首先，每个胸部都有一条"小尾巴"，从外面你是看不到它的，因为它并不会像小动物的尾巴那样可以摇晃——其实，它就是延伸至腋窝的乳腺组织。

胸部主要是由乳腺组织、结缔组织和脂肪组织构成的。其中，乳腺组织由负责生产和运输乳汁的乳腺叶和乳腺导管（输乳管）组成。脂肪组织则紧密地团结在这个"制乳工厂"周围。同时，脂肪组织遍布整个乳房，最后，由强有力的结缔组织"肩负"起将乳房固定在胸前的"重任"。

乳腺组织就像是聚集在一起的一丛丛"葡萄串"一样。这些"葡萄串"被称为乳腺叶，每个乳房中大约有 15 ～ 20 个乳腺叶，每个乳腺叶大约由 20 ～ 40 个乳腺小叶组成。乳腺小叶则由很多腺泡细胞（用于泌乳）组成，它们被微小的导管连接在一起，最终呈放射状汇集到连接乳头的主管上。

为了支撑这不可思议的复杂集合，胸部里面还有像网兜一样能够把其他组织固定在一起的结缔组织（也可以称为纤维性结缔组织）。

对不同的人来说，乳房中各个组织的比例会有所不同，从而赋予乳房不同的质感。脂肪组织占比多的乳房就会软软的，而乳腺和结缔组织占比多的乳房就会硬硬的。

偶尔也会出现乳腺和结缔组织占据乳房大部分空间的情况，这种乳房被称为"致密型乳房"。拥有致密型乳房是很正常的，它只是乳房的一种类型而已。但是需要注意的是，拥有致密型乳房的女性患乳腺疾病的风险会更高一些。这是因为发病风险与脂肪无关，而与乳腺有关。

乳房内的各个组织在整个青春期内都在不停地生长和发育。在青春期开始之前，你的乳房里只有一些结缔组织和一些原生的导管。直到青春期激素量达到一定水平之后，乳腺才会开始发育。

胸肌
韧带
胸肌筋膜
乳腺叶
乳头
乳腺导管
脂肪组织
肋骨

乳头和乳晕

乳头和乳晕也有着令人感到神奇的特殊组织，它们存在的目的是帮助婴儿吮吸到乳汁。

在青春期阶段，乳头内大约会生长出10 ~ 20个乳腺导管，这就是为什么乳头会慢慢变大。这些导管的作用是将乳汁从乳房深处具有泌乳功能的乳腺叶中输送出去，导管的内壁甚至还长有微小的、像肌肉一样的细胞，来帮助乳汁向外喷出。

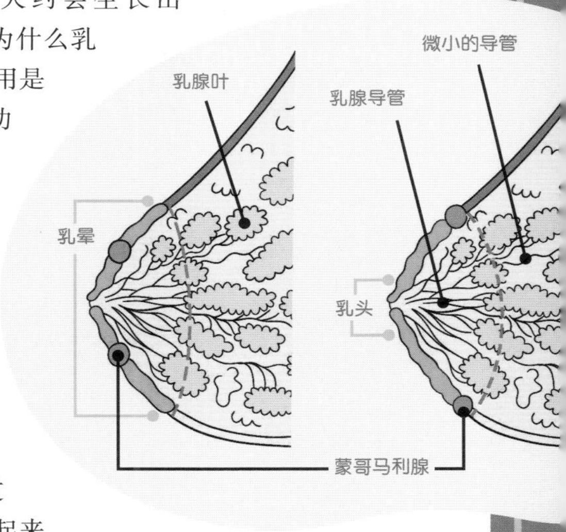

乳晕内部虽然没有输送乳汁的导管，但是有一种叫作**蒙哥马利腺**的特殊腺体，它们也会随着青春期的发展而逐渐变大。你可能已经见过它们了——那些在乳晕上，看起来像小疙瘩一样的东西。这些腺体的工作原理简直神乎其神，它们会产生蜡状或油状物质，从而起到清洁、润滑和保护乳头的作用（就像是忠诚的"护卫"一样）。这种柔软的蜡或油中（大多数人根本注意不到它）含有一种可以杀死细菌的酶。

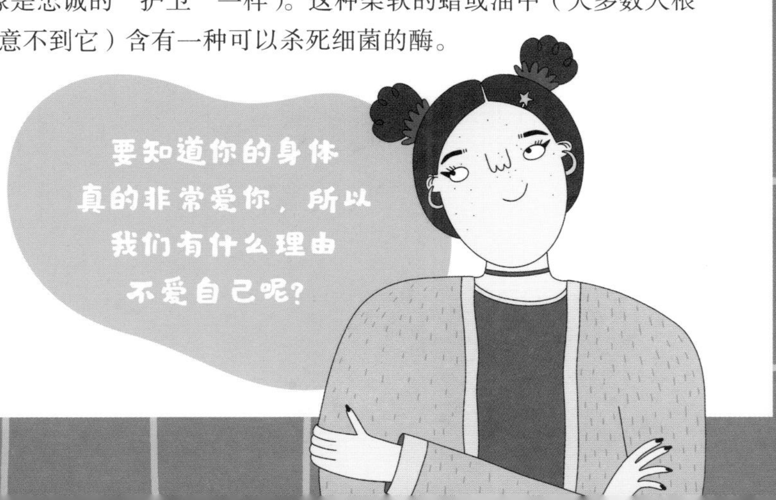

乳腺叶

乳腺导管

微小的导管

乳晕

乳头

蒙哥马利腺

要知道你的身体真的非常爱你，所以我们有什么理由不爱自己呢？

乳晕上的汗腺也会和蒙哥马利腺一起保护乳头，防止它被感染。在母乳喂养期间，它们发挥的作用会更大（当然它们也会变得更加醒目）。

乳晕周围还生长着一些毛囊，它们也不是多余的。毛囊里有小小的肌肉，它们可以把乳头拉平，从而帮助乳汁更好地流动。当我们感到冷的时候，这些小肌肉就会让乳头立起，就像起鸡皮疙瘩一样。

另外，乳头有着特殊的神经系统，所以这个部位会有些敏感，触碰它时，你可能会感到痒痒的。当微小肌肉收缩时，这种感觉也会增强。但是由于这个部位太过敏感，所以触碰它时，你也可能会感到不舒服甚至疼痛。虽然如此，但其实更多时候，触碰它并不会有什么特别的感觉。

是什么将胸部固定在胸前的？

正如我们前面提到过的，是结缔组织将胸部固定在胸前的。这种纤维性结缔组织也可以被称为韧带，它强韧且富有弹性，分布于全身关节内外，可以起到固定关节、维持关节稳定，以及限制关节活动的作用。

胸部内有一种特殊的韧带，叫作乳房悬韧带（又称 Cooper 韧带），它与胸肌筋膜一起支撑着胸部。脂肪组织填充了乳腺组织、皮肤和胸肌筋膜之间的空隙，乳房悬韧带又将乳腺组织、脂肪组织、皮肤和胸肌筋膜连接起来。

乳房悬韧带

关于胸部的常见困扰

本书中，许多建议都以"但如果你还是因此感到焦虑不安，建议你鼓起勇气去问问医生"而结束。你也许会害怕去医院，或者会担心如果你坚持要求去看医生，妈妈问你原因怎么办。在本书的第 140 页，我们将一起讨论"看医生"所涉及的内容。

> 我曾经试图压平自己的胸部，那时我每天都穿着紧身泳衣，大约坚持了一年左右。我也不清楚当时为什么那么介意，可能只是想和别人一样，因为那时我的朋友都还没有发育。不得不说穿着泳衣上厕所真的很麻烦！还有一次我穿着它坐上了从悉尼到布里斯班的火车——那是一个夏天，我甚至还穿了一件套头衫，因为我觉得这样才能把它们完美得藏起来。
>
> ——艾玛

我还没做好胸部发育的准备

许多女生会觉得自己的胸部很多余。当你进入青春期，身体开始发生变化时，这种感觉是很常见的。这并不一定意味着你永远不能和它们"和谐共处"，你可能只是需要一点时间来接受和适应。

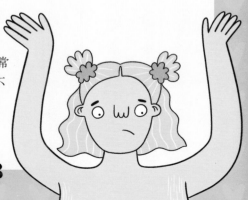

67

幸运的是，这些变化并不是在短时间内完成的，你有的是时间去适应这些变化。在你经历这些变化的同时，你可能也会发现，一些同龄人已经开始发自真心地接受并炫耀这些变化了，大家都在开心地继续生活，就好像这些变化根本没有发生一样。有时候你其实也会忘掉自己正在发育的身体。

我仍然不愿意接受胸部开始发育这个事实，但它也并没有多么困扰我，因为我知道即便那样也没什么大不了的，它不会以任何方式定义我或改变我。

——雅诗，16 岁

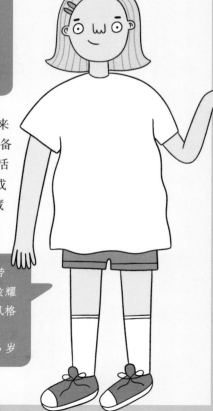

如果你的胸部发育期即将到来（或已经到来），而你还没有完全准备好如何应对，那么就继续现在的生活方式吧！比如，穿着宽松的衣服，或者用短上衣、紧身背心暂时把它藏起来，等你准备好了再去面对它。

我从小就喜欢穿比较幼稚的衣服，比如带有图案的宽松 T 恤和短裤，并且我从来不穿炫耀身材或者紧身的衣服，很多衣服都是偏中性风格的，所以胸部的变化看起来并不明显。

——阿比盖尔，16 岁

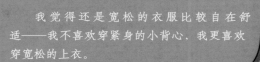

我觉得还是宽松的衣服比较自在舒适——我不喜欢穿紧身的小背心，我更喜欢穿宽松的上衣。

——格雷斯，13岁

如果你已经做好准备迎接它们了，那么就不需要再做这些额外的事情了。需要提醒你的是，在胸部生长发育时，可能会伴随一些发痒或胀痛的感觉，这是很正常的。另外，你可能需要一个新文胸，你需要确认一下衣柜里是否有适合自己的文胸。

如果你担心胸部发育之后，有人会用异样的眼光看你，那你一定要提醒自己不要在意，那是他们的问题，与你无关！不要怀疑，你很好，你的胸部不关任何人的事！

不要在乎自己无法掌控的人或事，不要把自己的情绪交到他人手中，更不要因为他人的眼光或者"玩笑"而怀疑没做错任何事的自己！你的性格、思想、才能、智慧……并不会因为胸部发育而改变，更不会因为别人的行为而有所不同。这只是一种生理现象，是每个女生都会经历的过程。你需要做的就是慢慢学会与它相处，并且在自己不自觉地含胸驼背时，提醒自己挺起胸腔。

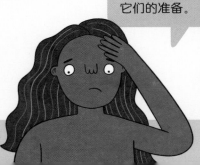

我还没做好迎接它们的准备。

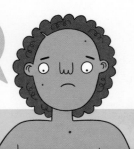

我还不想让自己的胸部发育。

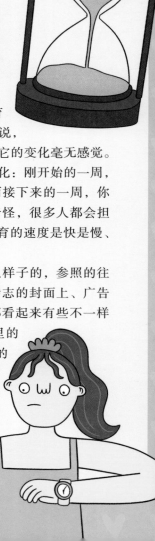

我的胸部怎么还没发育好？

大概在 13 岁的时候，我的胸部开始发育，直到现在，它们还在继续发育！什么时候才能结束呢？我真的不知道，我只能等着看看明年它们会不会有什么变化。

——格雷西，14 岁

对一些人来说，观察或等待胸部的发育是一件非常开心的事情，相反，对另一些人来说，则是一件很有压力的事情。当然也有很多人对它的变化毫无感觉。随着时间的推移，你的心理也会不停地发生变化：刚开始的一周，你可能还在担心自己的胸部是不是有问题，而接下来的一周，你可能就完全忘记了它的存在。这一点儿也不奇怪，很多人都会担心自己胸部的发育方式——何时开始发育、发育的速度是快是慢、形状如何变化、为什么它们的大小不一样等。

我们从未了解过青春期女生的胸部是什么样子的，参照的往往都是成年人的胸部——在大屏幕上、时尚杂志的封面上、广告中或者游泳馆女更衣室里。青春期女生的胸部看起来有些不一样也没什么奇怪的（提示：我们可并不是沼泽里的怪物），这只是因为我们正处于胸部生长发育的阶段，所以我们的胸部像个谜！你非常关注它们，或者想要更多地了解它们的心情是完全可以理解的！

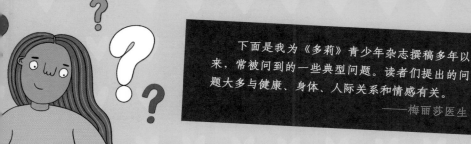

下面是我为《多莉》青少年杂志撰稿多年以来，常被问到的一些典型问题。读者们提出的问题大多与健康、身体、人际关系和情感有关。

——梅丽莎医生

梅丽莎医生答疑时间

我的胸部太大或者太小了

66 我身高 167 cm，总觉得自己的胸部不够大。我知道它们有自己的发育周期和节奏，但有没有办法可以加快这个进程呢？如果可以请帮帮我吧。**99**

66 我的胸部很大，我感觉永远也找不到适合自己的文胸。它们成了我生活中的障碍！我个子不高，但胸部却发育得不受控制，能帮帮我吗？**99**

胸部大概从 7 岁到 14 岁这一阶段开始发育，对有的人来说，它们的发育周期很短（大约 18 个月）；而对有的人来说，它们的发育周期很长（超过 6 年）。如果真的是这两种极端的情况，确实会让人有些困扰。如果你不希望被它们影响太多，就只能想办法去适应它们的节奏！

最终，你的胸部会长成基因所决定的大小和形状。我们知道在青少年时期胸部的大小会令很多女生焦虑和苦恼。许多人会通过衣物来（从视觉上）改变胸部的大小。例如，有些人会穿上运动文胸来使胸部看起来更小。但我想告诉你的是，其实大多数女性都会接受自己胸部的大小，并逐渐适应它们，这之中可能也包括你。你必须承认它们已经是自己身体的一部分了。况且无论胸部是大是小，都有自信或不自信的人，这与胸部本身无关。

六年级学芭蕾的时候，我对自己的胸部特别在意，那时我大概 12 岁。我们在练习时需要穿芭蕾舞服，它的上衣就像一件紧身的吊带，当时我觉得穿上它很不自在，觉得需要把这样的衣服遮起来，所以我会在外面套一件紧身的套头衫。即使是炎热的夏天，我被热得大汗淋漓，还是那样坚持着！现在想想那时的自己真的有点傻傻的。

——克莱奥，15 岁

> 我经常担心自己的胸部发育得太小。其实也没有特别小，但我对比了一下其他的同龄人，她们似乎比我发育得要好。有时我会突然产生担心的情绪，会想自己到现在还没有来月经，是不是身体有什么问题？会不会月经永远不会来了呢？会不会胸部一直这样了呢？
>
> ——艾米，13 岁

我的胸部形状会发生变化

胸部在发育过程中形状会发生改变，发育成熟后才会定型。每个人的胸部形状都是不同的，不仅如此，当月经来临时，它们也会随着月经周期的变化而变化，这是非常正常的现象。

> 当月经期来临的时候，我的胸部会有些"无所适从"，因为在那几周里它会自己改变大小。
>
> ——莉莉，17 岁

你可以在月经周期的不同阶段使用不同款式的文胸。如果你的胸部在月经来临之前会变得更加丰满，那么你可以通过调整钩扣和钩圈的位置（还可以调节肩带的长度）让自己舒适一些，也可以换一件尺码大些的文胸，以提供更好的支撑。

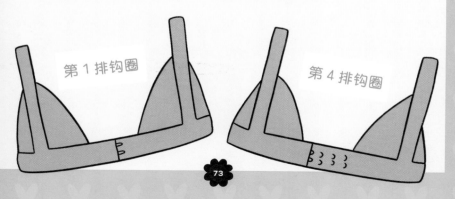

第 1 排钩圈

第 4 排钩圈

我的胸部是尖尖的

66 我今年13岁了，我发现我的胸部居然是尖尖的。奇怪的是，当我感到冷的时候，它们就会变得圆圆的；而在正常温度下，或者当我觉得热的时候，它们又会恢复成尖尖的形状。这到底是为什么呢？我只是想要正常的胸部。99

在胸部发育的早期和中期，尖尖形状的胸部是十分常见的。在这段时间内，乳头和乳晕与它们下方的乳腺组织有着不同的发育速度（乳头和乳晕的发育速度较快），这就会导致胸部变尖。此外，乳头和乳晕对温度很敏感，当感知到寒冷时，微小的肌肉组织就会收缩，从而使乳头呈向上提拉的状态。所以，如果你的胸部处在尖尖的阶段，那么，当乳头和乳晕上的肌肉一收缩，整个胸部就会变圆了，这并非不正常。

你不用太过担心，因为这种尖尖的状态并不会持续很久。但是如果这非常困扰你的话，你可以选择合适的文胸来修饰它们的形状。告诉你一件有趣的事情，其实有些款式的文胸反而会让胸部看起来更尖，那就是在上世纪四五十年代曾风靡一时的"子弹文胸"，这种别致的设计会让穿戴者的胸部看起来像子弹那样呈圆锥形！

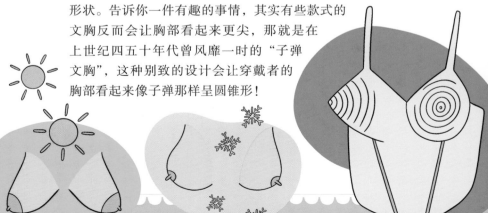

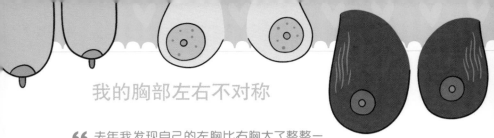

我的胸部左右不对称

❝ 去年我发现自己的左胸比右胸大了整整一个尺码。我特别担心自己是不是有什么毛病，但是又不敢去问医生，我到底该怎么做才好呢？ ❞

许多外部的身体器官都是成对出现的，比如手、脚、眼睛、耳朵等（当然也包括胸部）。身体内部也是一样，肾脏、卵巢、睾丸等器官也是成对出现的。即便如此，在这些成对的器官中，没有一对是大小、形状完全相同的。况且在青春期胸部发育的第二阶段和第三阶段，极有可能出现左右两边不对称的情况。

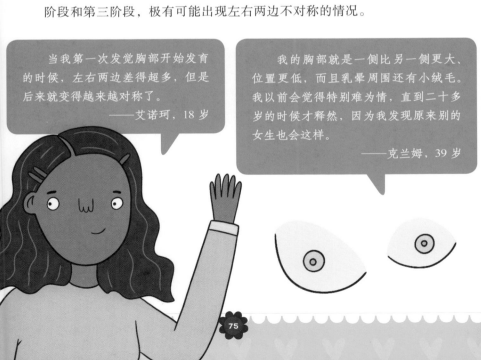

当我第一次发觉胸部开始发育的时候，左右两边差得超多，但是后来就变得越来越对称了。
——艾诺珂，18 岁

我的胸部就是一侧比另一侧更大、位置更低，而且乳晕周围还有小绒毛。我以前会觉得特别难为情，直到二十多岁的时候才释然，因为我发现原来别的女生也会这样。
——克兰姆，39 岁

乳头和乳晕大小形态不同、乳头所指的方向不同、胸位的高度不同，都属于胸部不对称。通常在青春期胸部发育的第五阶段，这种情况会得到改善。但是，两侧胸部绝对不会完全一样，就算差出一个尺码也是正常的。一般来说，在胸部发育完成后，左边往往比右边稍大一点。

　　如果你正被这个问题所困扰，我想大声地告诉你："不必担心！"胸部不对称真的不是什么问题，尤其是在胸部发育的阶段。其实在绝大多数时候，除了你自己，没人会察觉到，因为穿上文胸后，这种差异会变得更不明显。如果你仍觉得不放心，也可以在偏小的那一侧垫上衬垫，这样可以让自己更加自在一些。

　　但如果你还是会因此感到焦虑不安，我建议你鼓起勇气去问问医生（校医也可以）。我知道这可能会让你觉得羞于启齿，但是想想看，假如一个专业的医学专家在你面前，真诚地对你说："这都是正常现象。"你会不会长舒一口气，觉得心里的大石头落下来了呢？

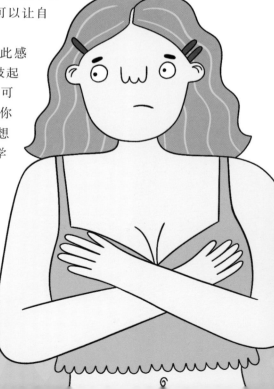

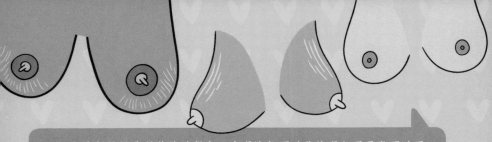

我在倡导母乳喂养的过程中，发现胸部不对称的现象再寻常不过了。我本身是一名女性，也跟许许多多的女性讨论过这个话题，最让我诧异的是，几乎每个人都认为只有自己才有这个"问题"，而别人都是"正常的"！其实，胸部不对称的现象远比人们想的更加普遍，有将近50%的女性两侧胸部存在明显不对称的情况。

——劳伦·艾丽斯·斯莱德盖特，母乳喂养推广人士，35岁

如何应对明显的胸部不对称？

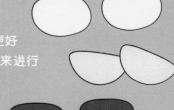

若两侧胸部大小相差悬殊，你可以去找专业的文胸搭配师，她们能够给予你一定的帮助。首先，根据较大一侧胸部的尺寸，选择一件适合的文胸；接着，在另一侧垫上一块"芒果插片"（因外形与芒果相似而得名）或衬垫，从而让较小一侧的胸部更好地贴合文胸。另外，还可以采取手术的方式来进行矫正。

梅根的成长故事

我今年三十二岁，就在我高中刚读到一半也就是十五六岁的时候，第一次发现右侧的胸部比左侧的大很多。

这令我无比困扰，并且当时我有些讨厌自己的身体，甚至在之后的几个月里，仍为此焦虑不安。

我右边的胸部差不多是C罩杯，但左边却是B罩杯。左边的乳头是向前的，右边的乳头却略微向右。那时我总会穿一些上托型文胸或者罩杯材质厚实有型的文胸，并且认为那是唯一一种"应该"给胸部穿上的文胸——因为它们能把胸部塑造得非常对称。

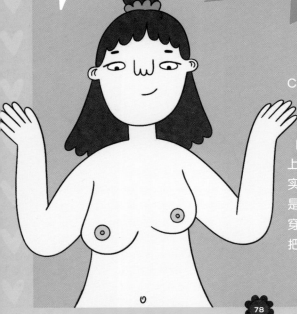

当我到了可以和男生约会的年纪，我从来没觉得别人的注视会让我有自信的感觉，尽管和我约会过的男生从来没有评判过我的胸部。我也从未和自己的伴侣谈论过这个问题，我觉得谈论这样的话题是有些愚蠢的。但事实上，这都是无关紧要的，开诚布公也没什么坏处。我真心希望年轻的女孩都能温柔地对待自己的身体，记住你低头审视自己的角度和别人所看到的角度是不一样的。你可能想去"弥补"自己认为的身体缺陷，但其实根本不用担心，你的身体很完美，看起来非常漂亮，它不需要任何"弥补"。不要对自己的身体太苛刻，要学会善待自己。

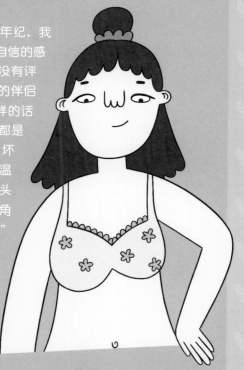

你们所经历的迷茫我都感同身受！当我还小的时候，我总是担心胸部发育得太慢，不会长大了。后来在我十几岁的时候，我开始购买显小文胸，因为我又开始苦恼它们"太大了"！于是我明白了一件事，那就是要与你的身体和平相处，这样会大大减轻自己的压力。总是有人在羡慕着你，希望自己的胸部能和你的一样。

——玛丽莎，36 岁

有纹路的胸部

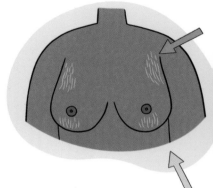

66 我的胸部上出现了生长纹，有什么办法能去掉它们吗？ 99

66 我的下腹和胸部都长出了一些奇怪的纹路，这是为什么呢？它们弯弯曲曲，看起来像可怕的伤疤。我好希望它们消失，因为当我穿泳衣的时候，它们就会露出来。我觉得实在是太丑了，您能告诉我该怎么办吗？ 99

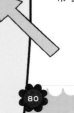

通常在长身体的时候，生长纹就会出现在皮肤被拉扯的地方，它还有个很好记的名字叫作"膨胀纹"。小孩子和老年人的身体上也会出现这种纹路，但是**在青春期孩子身上更为常见**。另外，由于皮肤迅速扩张，孕妈妈身上也会长出类似的纹路。对女生来说，生长纹通常会出现在胸部、大腿和臀

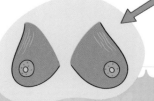

在我十几岁的时候，手臂附近出现了一些红色的纹路，它们会慢慢褪色，大概过了两三年，它们只留下了一些透明的亮亮的印记。我历任女朋友都没有留意过它们，也没有任何一个男生评论过它们，除非我主动跟他们提起。说实话，他们根本不在意，或者根本就注意不到。

——亨特

部；男生则多见于上臂、下背部和大腿外侧。生长纹看起来像一道道不规则的条纹，它们通常是粉色、白色、红色或紫色的，各种皮肤类型的人都有可能出现。没有什么好办法能真正摆脱它们，但它们也会随着时间的推移而逐渐变淡或者消失。

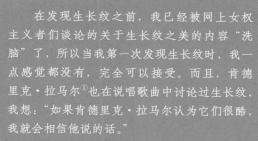

在发现生长纹之前，我已经被网上女权主义者们谈论的关于生长纹之美的内容"洗脑"了，所以当我第一次发现生长纹时，我一点感觉都没有，完全可以接受。而且，肯德里克·拉马尔[①]也在说唱歌曲中讨论过生长纹，我想："如果肯德里克·拉马尔认为它们很酷，我就会相信他说的话。"

——莉莉，17 岁

————————————
① 肯德里克·拉马尔：一位来自美国加州康普顿的说唱歌手、词曲作家及音乐制作人。

关于乳头的二三事

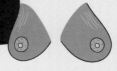

就像之前提到过的那样，胸部的大小和形状常常让我们十分困扰。乳头也不例外——但凡哪里有一丁点儿不对劲，我们就会变得忧心忡忡。不过别担心，其实大家都有过类似的经历，并不是只有你一个人会这样。

既然如此，不妨让我们打开天窗说亮话，一起来看看关于乳头的二三事！

为什么乳头会立起来？

66 我的胸部没什么大问题，但是怎么说呢……就是我的乳头吧，以前一直都是软软的，但现在那里有时会立起来，而且还会变得皱巴巴的、硬硬的。我不是很想去看医生，所以想问问您，这是不是成长中的自然现象？还是说出了什么问题呢？99

——一位匿名者的提问

是这样的，在我们的乳晕里边有一种特殊的汗腺，这种汗腺旁的毛囊上附着细小的肌肉。当我们觉得冷的时候，或者有什么东西碰到乳头时，这些细小的肌肉就会立刻收缩起来，乳头自然就会立起来了。这不过是一种生理反应，就跟你身上起鸡皮疙瘩一样。换言之，这种生理反应会导致乳头状态的变化，有时是平平的、软软的，有时却是皱皱的、硬硬的。这都是因为汗腺周围的小肌肉时而放松、时而收缩。

那么你现在明白了吧，乳头立起来（一般这个时候乳晕那儿也会变得皱皱的）只是身体对环境的一种反应，是再正常不过的生理现象了，并不代表你的身体出问题了！

如果天气特别冷，而且我还着凉了的话，乳晕那儿就会紧紧地缩成一小团。

——百诺

我觉得这是它对特殊情况的及时反应，就像踩刹车后汽车尾灯会亮起来一样。

——优米

乳头的大小、颜色和形状

❝ 我两边乳头好像不一样大。这属于正常情况吗？还是说得去看医生呢？**❞**

❝ 有一天我照镜子的时候，突然发现一边乳头特别大，感觉比另一边大了好几圈……我该怎么解决这个问题呢？**❞**

就像我们之前讲过的，每个人的胸部都是大小不一、形状各异的，即使是同一个人左右两边的对称程度也有差别。这也包括乳头和乳晕的大小和形状，不管它们是大还是小，都是十分正常的现象，你大可不必为此烦恼。

而且，乳头和乳晕也会在青春期一步步"走过"胸部发育的五个阶段，在这个过程中，它们的形状和颜色也在逐渐发生变化。其中，在胸部发育的第二阶段和第四阶段，乳头和乳晕生长得更快，变化也更显著。当然，在青春期，发生变化的不仅仅是它们的形状，它们的颜色也会慢慢变深。

但是，青春期的结束并不能为这种变化画上句号，青春期结束后它们的样子还是会不断发生变化，尤其是在孕期和哺乳期的时候。

梅丽莎医生答疑时间

乳晕上的毛毛

> 66 我今年 12 岁，我发现我的乳晕上面竟然长毛毛了，这种现象是正常的吗？ 99

在乳晕的那块皮肤里，生长着少量的毛囊，进入青春期后，在激素的刺激下就会长出毛毛。乳晕上大部分是一些细细的小绒毛，但是有几根不听话的毛毛也很正常（可能是粗粗的，可能是细长的，也可能有些像腋下的毛毛），你完全不用理会它们，保持自然的状态就好。当然你也可以除掉它们，可以经常用小剪刀或剃毛刀进行修剪（一定要小心，修剪后还可以涂上少量润肤乳），也可以用镊子拔掉它们（虽然这样做毛毛会长得慢一些，但这真的很痛，一般不太建议这种方法，因为处理不好可能会伤到那些连着细小肌肉的毛囊，从而引起炎症）。

有一次在做激光脱毛的时候，我无意间看到价目表上居然有"乳晕脱毛"这一项。当时我简直惊呆了，脱口问道："什么？你们真的会用激光帮别人做乳晕脱毛吗？我的意思是，竟然还有别的女生跟我一样，那里会长毛毛？"这仿佛为我打开了新世界的大门，我意识到原来自己并不是唯一一个乳晕上有毛毛的人，这世上还有许许多多多的人跟我一样。

——丽莎

梅丽莎医生答疑时间

乳头凹陷和乳头上有缝

66 我今年 14 岁了，我发现自己一边的乳头是往里长的。我不敢去看医生，也不好意思问别人，真的不知道该怎么办才好。有什么办法可以让它看起来正常一些呢？ 99

乳头凹陷的情况其实相当常见，不论男女，很多人的乳头生来就是凹陷进去的，还有一些人的乳头是一边凹进去一边凸出来的情况。就算小的时候乳头是向外凸的，进入青春期后，随着胸部的发育，乳头也有可能渐渐凹陷进去。出现这种情况的原因是，在胸部发育的过程中，乳头里边那些细小的乳腺导管没有胸部其他的组织长得快，一直处于比较短的状态，这就会显得有些缩进去。但是不用太过担心，它们只是长得慢了些，等它们慢慢长长，乳头自然就会向外凸出了。

当然，也有乳头一直处于凹陷状态的情况，通常，这并不会影响给孩子哺乳。但是如果乳头是在你成年之后才凹陷进去的，那么不管是一边还是两边，都建议你去医院做个检查。

66 天啊！最近我的乳头竟然裂成了两瓣！我是不是得让妈妈带我看医生呀？我到底该怎么办呀，谁能帮帮我？99

（深呼吸，先冷静一下，不妨听听我的解释。）我们先回顾一下刚才提到的乳头凹陷——在青春期，我们原本向外凸出去的乳头可能长着长着就陷进去了。还记得为什么会这样吗？是的，就是因为乳头里面那些细小的乳腺导管发育得比较慢，它们没能跟上胸部其他组织发育的脚步。正是由于这些乳腺导管的状态不同，所以，有的乳头会整个向内缩，就像陷进胸部里了一样。有的乳头只有一小部分会向内缩，其他部分依旧向外凸，这样一来，乳头看起来就像裂开一样。如果你的情况跟我描述的一样，千万不要慌、不要怕，因为这是正常的生理现象，不止你一个人会这样。

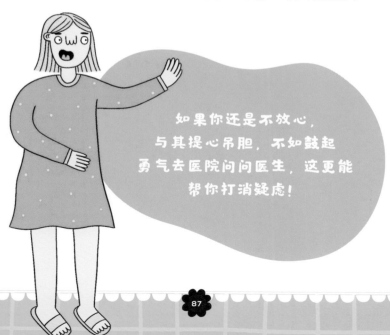

如果你还是不放心，
与其提心吊胆，不如鼓起
勇气去医院问问医生，这更能
帮你打消疑虑！

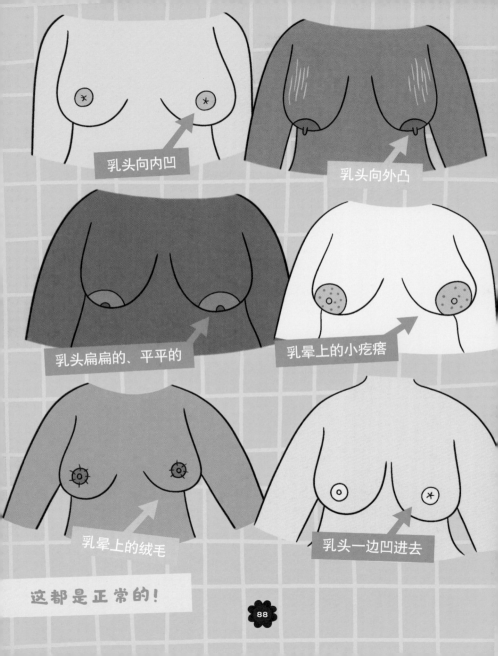

乳头向内凹

乳头向外凸

乳头扁扁的、平平的

乳晕上的小疙瘩

乳晕上的绒毛

乳头一边凹进去

这都是正常的！

乳头（和胸部）痒痒的

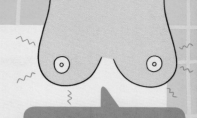

在胸部发育过程中，因为那里的皮肤在不断生长、被不停地拉扯，所以整个胸部都会痒痒的，处于青春期的孩子经常会有这样的感觉。有些人觉得穿棉、麻、竹纤维这类轻柔透气材质的衣服，就没那么痒了。

夏天出汗或者食物过敏的时候，我的乳头就会痒痒的。虽说那儿看起来好端端的，不红不肿也没起疹子，但就是痒痒的。

——百诺

我的胸部时不时就会痒痒的，比如在我逛街的时候，走着走着突然就开始痒。我恨不得对自己的胸部狂吼："不分场合的吗？有必要这时候痒吗？"

——艾美，13 岁

我发现只要一出汗，整个胸部就会奇痒无比！有的时候真是痒到不行，但我又不能在公共场合挠痒痒，那时我会假装调整衣服，然后趁机挠一下。

——奥莉芙，14 岁

之前患有湿疹（或其他皮肤问题）的人，在青春期的时候病情可能会再次发作，这会导致身上起红疹、感到发痒（不一定会对胸部有影响）。其实，即使在青春期之后，也还是会有发作的风险，尤其是在接触到过敏原的时候。不要忘记，胸部跟身体的其他部位一样，也需要时不时透透气！

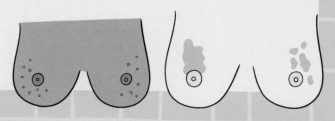

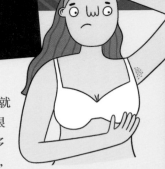

胸部带来的更多烦恼

但凡胸部有一丁点儿不对劲，你是不是就开始手足无措、胡思乱想啦？不只是你，很多人都会这样。但其实大部分的担心都是多余的，不过是自己吓自己罢了。在这本书里，我们会为大家回答各种各样关于胸部的问题，只要你认认真真地读完，相信就能解开心中的疑惑了。如果你还是很焦虑，也可以去问问医生，相信我，没有人会因此而嘲笑你的。

胸部胀痛

在青春期，你的胸部会经历前所未有的、翻天覆地的变化！胸部的发育过程，就好比你的身体正在那里卖力地打造一座"母乳工厂"，以备不时之需。想象一下，这项工程是多么的浩大呀！与此同时，在"施工"的过程中，不可避免地会给胸部带来酸胀和疼痛的感觉，这种"成长痛"会一直从胸部发育的第二阶段持续到第四阶段。

通常，在胸部发育的第四阶段，你会迎来第一次月经。所以，如果你来月经了，就代表胸部差不多发育好了，耗时已久的大工程也准备竣工了，胸部的酸胀和疼痛也基本上消失了。但是，即便在来月经之后，胸部还是会有胀痛的时候。因为在这之后，身体里的"月经激素"（与月经相关的激素）需要一两年的时间去找到适合自己的"节奏"，这个"节奏"就是我们之前所说的"月经周期"。等月经周期变规律后，月经到来的大体时间就能推算出来了。因此，你的胸部很有可能在发育了好几年之后，才会逐渐跟着月经的脚步而发生变化——月经开始前，"月经激素"上升，胸部就会变得比平时更大一些；月经结束后，"月经激素"降下来，胸部又会回到之前的样子。另外，很多人会在月经前的那一周觉得胸部那里有不舒服的感觉。

有些人觉得穿类似于紧身小背心那种束缚感比较强的衣物能够缓解青春期胸部胀痛。当然，这是一个非常主观的事情，也有人觉得如果穿太紧会更不舒服。

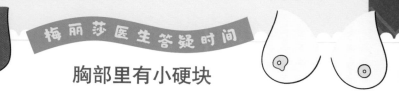

梅丽莎医生答疑时间

胸部里有小硬块

66 我洗澡的时候，发现有一边乳头后面有个小硬块，当时我非常震惊，这究竟是什么东西啊？我没有和身边的任何人说，觉得有些难为情，但也不知道怎么办才好…… 99

先听我说两点：第一，这个小硬块就是乳腺组织；第二，乳腺癌在青少年中极其罕见。你现在有没有安心点了呢？其实，早在青春期初期，乳腺组织就已经出现了，它长在乳头的下方，跟身体其他部位的触感不太一样。但是它出现得悄无声息，你很难注意到它的存在。渐渐地，它发育成了乳芽，这代表着你的胸部迈出了发育的第一步，这时乳腺组织摸起来就像你说的"小硬块"了。随着胸部的发育，有些人的乳腺组织会比其他人的更大一些，这也十分正常，因为每个人胸部里乳腺组织、结缔组织和脂肪组织的比例都不同。

男生的胸部也会发育

我时不时也会收到男生的来信，问我为什么自己的胸部也会发育？甚至还有些男生会被自己的胸部吓得手足无措，并且跟我抱怨说："怎么一进入青春期，一切都变得乱七八糟的？真让人心烦。"在医院，我也遇到过不少前来问诊的男生，他们都不约而同地穿着宽大的衣服，也不会开门见山地跟我聊这件事。只有在我打算用听诊器给他们检查身体，让他们把上衣掀起来的时候，才会发现他们的困扰。之后，我会有意无意地提一些男生青春期胸部发育的话题。我发现，一旦我开了这个头，这些男生便不再羞于谈这件事了，反而都觉得舒了一口气，终于不用再憋在心里了！我还会跟他们解释："对绝大多数男生来说，青春期一结束，发育出来的胸部就会消失，这个问题不会困扰他们一辈子。"不过我也很清楚，这些话虽然能起到一点安慰作用，但无法从根本上让其他学生不再继续歧视或嘲笑他们。而这背后的原因，与整个社会如何看待男性和女性的身体有关。

我到现在都还记得，第一次发现自己胸部在发育的时候，我刚开始还以为只是长胖了呢！但想想又觉得不太对劲，因为我顶多算结实，根本谈不上胖啊。当我看到自己的照片时，才发现胸部那里特别明显，把衣服都撑起来了！

——比伯

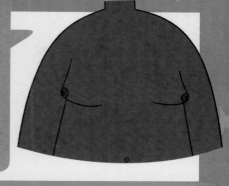

我清楚地记得，高一那年我参加过一个游泳比赛，在换衣服的时候被几个高年级男生看到了胸部，他们哈哈大笑，对我指指点点。但我知道他们只是不了解这些生理知识罢了，所以我根本不在意。当时我不紧不慢地换好衣服，平静地对他们说："你们真的很无聊！"那几个男生就识趣地走开了。幸运的是，我身边的朋友都很友善，他们从不会因此而笑话我。

——安德鲁

那时最让我痛苦的莫过于上游泳课了。为了不让同学们看出来，我会穿着短袖游泳，结果没想到，衣服湿了以后，胸部的轮廓更明显了。要知道，那时可是上世纪七八十年代，大家根本不懂这些，所以我被他们无情地嘲笑了。

——丹

有一半以上的男生，胸部在青春期会发育。男生的胸部一般都是小小的（乳头后面有一个小鼓包），穿上衣服根本看不出来。而且，跟女生不同，男生的乳头和乳晕并不会变大。不过，有些男生的胸部会长得比较明显，这当然也是正常的情况。对男生而言，胸部发育可以说是"青春期限定"的，青春期之后，少则六个月，多则两年，凸起来的胸部就会渐渐变平。但即使胸部变平，里边的乳腺组织也仍然存在。无论男女，每个人都有乳腺组织，都有得乳腺疾病的可能。

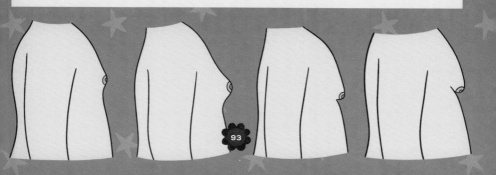

比伯的成长故事

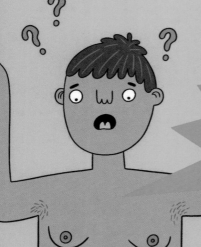

我认为自己做好了充分的心理准备，迎接青春期时身体的各种变化。但是没人跟我讲过男生的胸部居然也会发育！

进入青春期后，我的胸部抢在身体其他部位之前，早早地有了变化。差不多在我 13 岁的时候，它们就开始发育了（这是我这辈子第一次这么开诚布公地谈论这个话题，我可已经结婚十年了！）。当时我真的很震惊，震惊之后就是深深的担忧。我很不理解，我一点儿都不胖，所以这根本就不是肥胖造成的。这让我手足无措，不知怎么办才好。而且，家里也没人跟我聊这件事。我知道他们都很爱我，但我还是得靠自己弄清楚这个问题。

幸运的是，其他人并没有注意到，只有一次差点被人看出来。

我记得那次我刚好换上了新校服，有个经常做力量训练的男生跑过来跟我说："你最近胸肌练得不错啊！"我反应了一下才明白他误会了，然后我顺着他的话说："没错，哥们儿，身体是革命的本钱嘛！"我想让他继续这样认为。

我还记得，那时我在外人面前总是扭扭捏捏的。之后因为发生了一些事情，17岁的我不得不坐上了轮椅，所以轮椅便成了我在外形上最显著的特征。跟这一比，胸部问题根本不值一提。因为坐轮椅的缘故，我的上半身变得更加健硕了，不知道是不是因为这个原因，等到22岁我成功摆脱轮椅时，惊喜地发现胸部已经变平了。

现在回过头想想，其实我经历过的很多事情都只是暂时的。一味地无视它们，反倒会滋生出更多的恐惧和不安。倒不如调侃调侃，拿它们开开玩笑，又或是坐下来和家人朋友们好好聊聊，也许当时的我就能用平常的心态去看待那些事情了。我总在想，如果13岁那年我爸跟我说："我也曾经历过你正在经历的事情，别担心！都会好的。"想必那时的我就不会那么迷茫无助了吧。

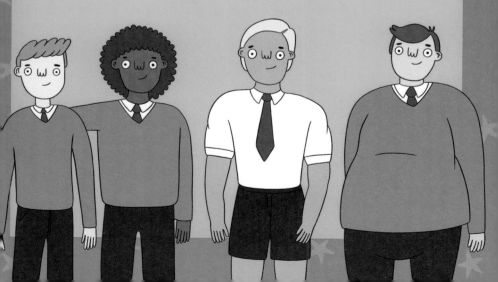

胸部太让我难为情了

在写这本书的过程中，我们收集了许多人的故事，几乎每一个人都曾因为自己的身体，尤其是胸部感到害羞过。大家一般会在十一二岁的时候开始有这种心理——**总是过分在意自己的外表、觉得所有人都在盯着自己看、想要把身体挡起来和藏起来、担心自己会丢脸出糗**，这种心理差不多会持续到 14 岁，之后大部分人就会慢慢释怀，不再对身体发育感到难为情了。

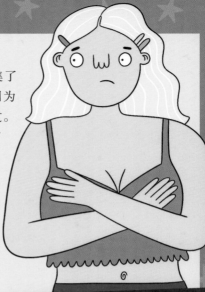

我之前在杂志上开设过一个名叫"多莉医生"的专栏，专门为青少年解答关于胸部的问题。在为这个专栏写稿的二十多年里，我收到过无数封匿名来信。在这当中，只有一小部分人的焦虑跟胸部不适或胸部有小硬块等问题有关，绝大多数人的焦虑都跟胸部外形有关，比如"为什么胸部看起来怪怪的？""胸部长得跟别人的不一样怎么办？"等。

其实，和信那端的青少年们一样，我、我妈妈，甚至我外婆都曾有过类似的焦虑，但这不仅仅是因为青春期时的羞涩与懵懂，还因为大众审美给女生带来的压力。

至于青春期时因为身体发育而感到的羞涩，我们除了告诉大家"这不过是自然的生理现象，是发育的必经之路，随着时间的推移，你会慢慢克服它"之外，其他的我们也无能为力。但是对于社会上存在的审美标准，特别是为女生和成年女性设置的容貌标准，我们却可以加以注意，不要轻易掉进容貌焦虑的"陷阱"中，还可以试图去改变这种现状。

——梅丽莎医生

BOOB Q's

青春期到来时，如果你因为胸部发育而感到害羞、担忧或不安的话，我想告诉你："别害怕！**其实大家都一样，都会经历这些。**"只不过，每个人的情况都不同，你有自己发育的"节奏"，没必要刻意改变它，也没必要总跟别人作比较。另外，随着胸部的发育，你除了需要学会好好爱护它们、照顾它们（比如怎么选择适合自己的文胸和泳衣），还需要学会在特殊情况下（比如在有人盯着你的胸部看时）好好保护自己。

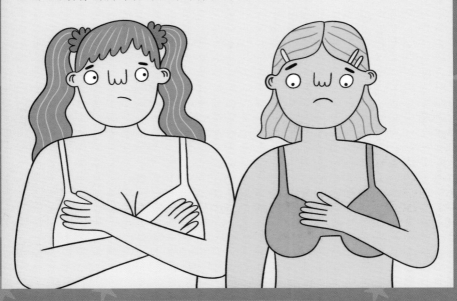

　　每当我穿着比较紧身的衣服出门时，就会感觉四面八方的目光都聚焦在我身上了。那种被所有人打量的感觉让我特别不自在，所以我会把胳膊交叉放在胸前，挡住别人的视线，保护一下自己。

　　　　　　　　　　　　　　　　　——艾美，13 岁

要是穿校服的话，我的胸部就会显得非常平，就像还没开始发育一样！我生怕被别人发现了，觉得我和她们不一样。

——罗莎，13 岁

每次游泳之前，我都要准备很久。除了剃腿毛之外，还会花上比平时多好几倍的工夫仔仔细细地检查身体的各个部位，看看自己是不是从头到脚都没问题了。而且，我不太情愿当着某些人的面游泳，唉，说白了，我就是不喜欢被人看见我穿泳衣游泳的样子。

——蒂蒂，16 岁

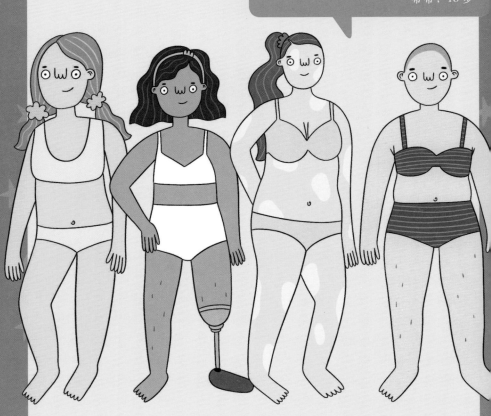

刚刚提到的这些波动，都是青春期带来的变化。因为在这段特殊的时期，不仅你的身体会发生改变，你的情绪、心态、人际关系统统都会受到影响！

先别沮丧，还是有好消息的——这只是暂时的，一切都会过去的！渐渐地你会不再那么在意别人的目光，或许你会慢慢发觉，其实之前别人也没有一直盯着你看。而且，你还会越来越熟悉自己的身体，懂得挑选让自己感到舒服的衣物来穿。

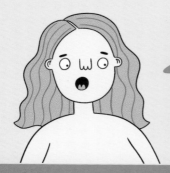

我以前特别在意别人对我的看法，但我现在活得潇洒多了。因为我想明白了，不管你怎么做，别人都有话说。所以现在我只在意和我要好的朋友是怎么看我的，其他人怎么想我无所谓。

——葛瑞西，14 岁

我发自真心地想要告诉你一定要学会接纳自己。因为做自己真的会让你神清气爽。我也曾因为他人的评头品足而备受困扰，纠结了很久之后，我第一次产生了这样的想法——我要摆脱脑海中不断出现的负面声音！之后我经常对自己说："我看起来很漂亮！我现在特别棒，别人背着我爱说什么就说什么呗！这与我无关！"因为别人而否定自己真的太不值得了。毕竟，成长意味着选择，而我选择的是坚定自己的内心，放下没意义的焦虑和担忧，不再被他人的目光或言语所左右！

——莉莉，17 岁

我们都一样：
打破性别刻板印象

在人类长期的社会发展过程中，男性和女性或多或少都会被贴上一些鲜明的标签，而这些标签也会慢慢成为人们潜意识里的刻板印象，继续规训着、禁锢着那些心智尚未成熟的孩子。

性别刻板印象，大多是由我们成长的外部环境塑造的，它表明了人们对"性别角色"的期望和看法。很多人从小就被教育男生应当如何，女生应当如何。你在成长的过程中，是否也听到过类似的话语呢？

"男生喜欢小汽车，女生喜欢洋娃娃。"
"男生擅长理科，女生擅长文科。"
"男孩子要坚强勇敢，不能轻易掉眼泪。"
"女孩子嘛，文静点比较好，别整天像个假小子一样。"

这些都是人们对性别的刻板印象，仿佛我们生下来便应该如此。有一个非常典型的例子可以说明这种刻板印象并不是非遵循不可的铁律。现在很多人都认为"粉色是女生的专属色"，但曾几何时，粉色却被认为是彰显男子气概的颜色，象征力量与坚毅。根本没有任何科学依据能够证明性别与颜色之间存在关系。所谓的"专属色"，不过是由于某种机缘巧合，人们靠想象凭空编造出来的罢了。但是，这样无凭无据的刻板印象却会在人们心中扎根，一时间难以改变。

我们对性别的认知也会受到社会文化的影响，头发就是个很好的例子。在许多文化中，人们对头发都有一个不成文的规定，那就是女生留长发，男生剪短发。要是看见哪个女生"大逆不道"地剪了超级短的头发或者哪个男生"离经叛道"地留了长发，人们就会感到诧异，甚至有的人还要批评、议论两句。但是我们只要稍微思考一下就会发现，按照头发长短来区分男女的做法是十分滑稽的，这与生物进化或者人类生存基本需求无关，只是社会文化使然。

另一个例子就是我们前面所提到过的男生的胸部。许多男生在青春期那几年都会出现胸部发育的现象，青春期结束后发育出来的胸部便会慢慢地自行消退。不过也有一些成年男性告诉我们，他们在青春期发育出来的胸部从未消退。即便如此，他们也还是原来的自己，他们的思想和灵魂并不会发生任何变化。但是，就跟按头发长短区分性别一样，很多人下意识地也把胸部特征当作区分男女的标志。这样一来，那些胸部发育的男生就会变得惶恐不安，生怕自己因此没了男子气概。严肃地讲，议论、歧视、羞辱胸部发育的男生是特别无聊、特别没素质的行为。

胸部对女生来说也不是什么标志，每个女生对胸部发育都有自己的想法——有的人认为胸部发育后，自己看起来就会更加"女性化"、更有"女人味"；有的人认为反正自己本来就是个女生，胸部对自己的影响并不大；有的人还不想变得太"女人"、太"性感"，胸部发育让自己很是烦恼……我特别理解很多女生对胸部发育这件事充满了期待，不过别着急，静待一些时日，多给自己一点时间，你会与它和谐共处的。

无论是哪一种刻板印象都是对人的束缚和压迫，每个人都是独特的个体，每个人的个性都应该得到充分的尊重。无论男女，都不应该用性别的外壳套牢自己，抛去性别概念，你会发现自己原来有这么多的可能性。你可以是心思细腻的，也可以是大大咧咧的，可以是温柔乖巧的，也可以是坚强勇敢的；理性的是你，感性的也是你，男生可以跳芭蕾，女生也可以练跆拳道，不要被标签定义，你可以是任何样子！因为你就是你，真实而具体！

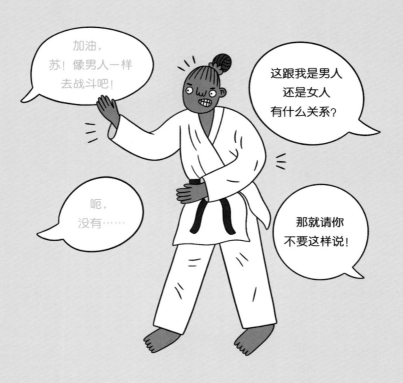

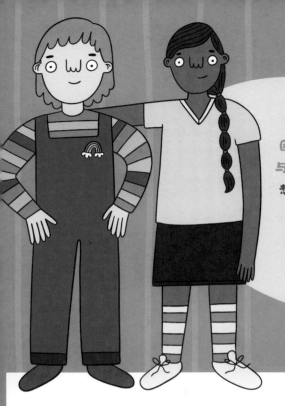

世界因丰富而绚烂，生命因多样而不息，少一些歧视与不解，多一些尊重与包容，**想要成为什么样的人，从来都无关乎性别**，忠于自己的内心，没有人可以阻止我们拥有想要的人生！

性别刻板印象并不是由生理决定的，而是被社会和文化构建起来的，它并不是一成不变的，因此会随着时代和社会的变迁而改变。

其实，性别并不会束缚你，但性别刻板印象却可以。它不仅会束缚住我们的个性，还会束缚住我们的思考，因为一旦你进入了这种刻板的思维定式中，你的思考也就停滞了。你会机械地不假思索地和大家说出一模一样的话、做出一模一样的反应，这虽然很轻松，但仔细思考过后，你就会觉得自己怎么如此简单，简单地就像一个单细胞生物一样！

胸部与社会

在许多不同的文化中，胸部也是成熟和性的象征。但这些复杂的含义都是被附加上去的，胸部仅仅是身体的一部分而已，和你的手脚无异。

不可否认的是，胸部的确总是引人注目。即便是不同的文化背景与种族、处在不同的年龄段或拥有不同的性别身份，大部分人都认可胸部所带来的天然的吸引力。而这种吸引力并不都是因为性，就像婴儿对妈妈胸部的喜爱，只是因为这里是他们的食物来源。

胸部最原始的功能是哺乳，它是生命与母爱的象征，这是胸部吸引人的原因之一。不仅如此，有些人还会将它跟柔软、性感等词汇联系在一起。不过，你也可以把它看成一种填满文胸、比基尼或 T 恤的东西。它只是一个身体器官，它的存在并不意味着什么，只不过不同的人会带着不同的眼光去审视它而已。

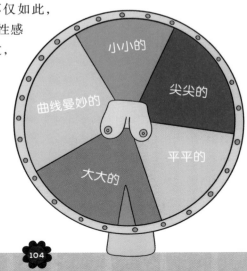

104

另外，胸部的发育变化过程也会让它变得引人注目。每个人胸部的大小、形态各不相同，而且它还会随时间的推移发生改变，这也增添了它的神秘感。

胸部与身体形象

胸部会对我们的身体形象产生很大的影响。在胸部发育阶段，它会左右我们如何看待自己，比如觉得自己有多吸引人、有多"女人"或多"男人"、有多成熟、有多受欢迎等。很多人得花上好长一段时间才能慢慢习惯胸部的存在呢！（难道你不觉得其实胸部还挺沉的吗？一天到晚都要带着它，有时候确实会觉得它像个累赘！）

在理想世界中，我们会永远爱着身体上的每一个部位。但是在现实生活中，我们却做不到——我们有的时候会喜爱自己的身体，但有时也会羡慕银幕上的那些明星，希望自己的身材、外貌也能跟他们一样完美。

对身体形象的正面看法是指：对自己的外形基本上感到满意，并且能够善待自己的身体。对身体形象的负面看法是指：只关注自己身体的"缺点"和"不足"，只看得见那些你想去改变的部分。这两者之间存在着明显的区别，后者会令人懊恼沮丧，它会欺骗你，让你以为外貌能决定你全部的价值。然而，事实并非如此！

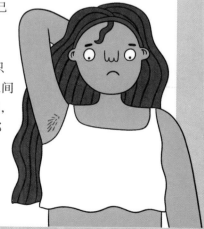

对身体形象的负面看法还会让你产生错误的想法，你可能会觉得只要改变了身体上的这点"不如意"，那么你的人生从此就会变得完美，而这也不是真的。

一位名叫西奥多·罗斯福的长者曾说过一句很有哲理的话："攀比是偷走快乐的小偷。"所以，如果你一味地跟别人比较身体，尤其是跟那些以光鲜亮丽的外表为谋生手段的人比，那就相当于"引贼入室"，放任他偷走自己的快乐，然后你就会觉得自己总是低人一等、一文不值、糟糕透顶。

有些人的工作就是要求他们时时刻刻都看起来光鲜亮丽，因为这样的形象更符合社会的理想化追求，而这种所谓的理想化追求也会随着时间和时尚潮流的更迭而不断改变。这些人天生条件优越，而且为了维持着外表的光鲜，他们每天都毫不松懈地节食、健身、美黑皮肤①、美白牙齿、护理头发和皮肤……而这些事情对绝大多数人来说是不太容易实现的，因为在我们的生活中，还有许多其他的事情要处理呢！

胸部与性化

什么叫"性化"呢？

将某人"性化"，指的是在未经这个人同意的情况下，从性的角度去看待这个人。举个例子，如果说"A在性化B"，意思就是，即使B不愿意、不同意，但A依然认为B很性感，并表达出了这个想法。

---

① 大多数亚洲人热衷于美白皮肤，但是欧美人却热衷于美黑皮肤，使皮肤变成小麦色或古铜色，呈现出一种健康、有活力的状态。

胸部发育之后，很多人可能会把青春期的孩子当做比实际年龄更成熟的人来看待。

当青春期的孩子发现自己被别人性化时，会感到非常震惊。因为她们的年纪还太小，根本不知道该如何去应对，所以这种愚蠢的行为，不仅令人生气愤怒，还会让她们陷入脆弱无助、恐慌害怕的情绪之中。

当别人这样做的时候，他可能在性化你：

如果陌生人在大街上对你做了这些，说明他在骚扰你：

* 光看你的外表就认为你在寻求性关注。

* 一直盯着你的胸部或者身体其他部位看。

* 跟你交流时只看你的胸部。

* 用比较露骨的话来评价你。

* 说一些类似于"你看起来很成熟"的话。

* 尾随你或者在街上拦住你。

* 用相机或者手机对着你拍照。

* 向你裸露他们的生殖器官。

* 朝你吹口哨。

* 上下打量你，并对你做出暗示性的手势。

* 在你周围喧闹起哄。

* 冲你大声喊叫，并说"给我们笑一个"之类的让人恼火的话。

如何看待骚扰：

1. 要认清骚扰是<u>真实存在的</u>。
2. 如果别人骚扰你，要记住那并不是你的问题。
3. 如果你厌恶某种行为，那么不要怀疑，你的情绪是<u>合理的</u>。

我要忍受骚扰吗？

不，你不需要默默忍受！你可以大声说出来、可以拍下这种恶行、可以吸引路人的注意让大家来围观、可以迅速离开、可以打电话叫警察、可以呵斥坏人停止他们错误的行为——或者同时使用以上所有的方法！研究表明，在遭受骚扰时，比起默默忍受，在当下及时应对的做法会让受害者觉得心里好受些。（这并不意味着骚扰的行为是对的！）但是，有时骚扰行为也许会升级成更加危险、恶劣的行径，所以并不是在任何时候都要把事情闹大，有时直接离开也是一种策略。你要相信自己的直觉，采取当下自己觉得最正确的做法。

为了避免被性化、骚扰，很多人会用宽大的衣服遮住自己。（比如，优米就爱穿厚实的牛仔外套、面料硬挺的棉质长裤、版型偏大的 T 恤，有时还会在卫衣里搭配一件 T 恤，她几乎不会穿露肤度很高的衣服。）长大后你可能会发现，被性化好像没那么令人难堪了，这并不意味着类似的情况变少了，而是因为我们慢慢习惯了、麻木了。在成长的过程中，为了不被性化、骚扰，很多人会注意自己的着装、注意自己的言行举止、不过度打扮自己。虽然这种局面一时间难以改变，但我还想强调一遍，性化和骚扰就是不正常、不合理，甚至是令人作呕的！

　　你当然有权利这么做！把自己打扮得漂漂亮亮的是一件会令自己愉悦的事情，而且对许多青少年来说，这算得上是一种成人仪式吧。所以，即便你穿了露肤度高的衣服，也不代表别人可以骚扰你。要知道你的身体只属于你自己！你可以打扮成任何样子，这并不是为了迎合谁的目光，只是为了让自己感到开心、舒适。

　　万一你被别人性化或骚扰了，请记住：你什么都没做错！没必要和和气气地顺着别人。在保证安全的前提下，你完全可以按照自己的意愿进行应对——你可以选择在白天结伴出行；可以一直跟朋友们待在一起以免落单；可以确保手机电量充足以便随时能与外界联系；可以用手机拍下骚扰者的照片；可以直接呵斥骚扰你的人立即离开；还可以跑向人多的地方……虽然我们相信这个世界是美好的，绝大多数人都是善良正义的，但也不能无视坏人的存在，保护好自己才是最重要的。

我该怎么做？

　　女生们习惯于维持"安静乖巧""温和客气"的形象，但是在某些时候，大声一点、凶狠一点、跋扈一点可能会有奇效！设想一下，如果你在商场里被骚扰，这时你用最大的音量冲他喊："**你是谁啊？我根本就不认识你！你真的好可怕，快离我远点！**"这样一来，周围的人都会关注到你这里，并将目光投向那个骚扰者！

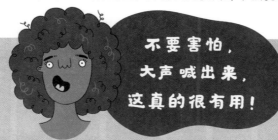

不要害怕，
大声喊出来，
这真的很有用！

我能喊些什么呢？

唉！好恶心！

拜托你离我远点，我不想跟你说话。

你不觉得你这话说得很吓人吗？

我才12岁，你觉得对我说这些话合适吗？

你没事吧？直勾勾地盯着我干什么？

女生们都非常讨厌这种行为！

你没有意识到，这样做会引起别人的不适吗？

并非人人都想让自己的胸部发育

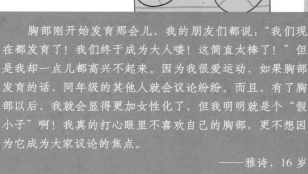

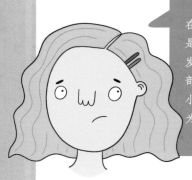

　　胸部刚开始发育那会儿，我的朋友们都说："我们现在都发育了！我们终于成为大人喽！这简直太棒了！"但是我却一点儿都高兴不起来。因为我很爱运动，如果胸部发育的话，同年级的其他人就会议论纷纷。而且，有了胸部以后，我就会显得更加女性化了，但我明明就是个"假小子"啊！我真的打心眼里不喜欢自己的胸部，更不想因为它成为大家议论的焦点。

——雅诗，16 岁

胸部发育标志着你即将长大成人，有人为此欢欣雀跃，有人却觉得麻烦不便。如果你现在并不认为这是一件值得开心的事，那也没关系，还有很多人跟你有一样的想法！

我以前很害怕因此被嘲笑。我感觉学校里很多男生会盯着我看，他们这种行为让我特别不自在。我记得当时为了隐藏起自己的身材，我还专门申请了大一号的校服。即使是不穿校服的日子，我也经常穿一些像帐篷似的宽宽大大的衣服，试图把自己罩住。再后来我就一直穿黑色 T 恤了。

——百诺

最好的办法就是叠穿各种不同款式的衣服，还有就是选那种设计上特别复杂、色彩上特别缤纷的 T 恤，因为这样一来，就能很好地把别人的注意力转移开。

——斯凯拉，23 岁

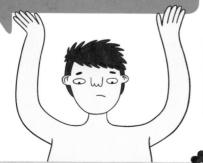

我一点都不想让胸部发育！因为文胸看起来让人感觉好痒、好难受啊，我一点都不想穿。

——弗洛伦斯，8 岁

性别歧视与女性

性别歧视，是指针对某人的性别进行歧视的行为。针对女性的性别歧视远远超出针对男性的性别歧视。性别歧视行为的主要表现之一就是，女性的身体往往比男性的身体更容易被关注、被议论、被批评。比方说，在整个青春期，女生也许会为了追求纤细的腰腹而倍感压力，但是男生可能压根就没有考虑过自己的腰围如何。

性别歧视也可以表现在我们日常使用的语言当中，不仅许多负面表达与女性相关，而且一些没有褒贬意味的词语也慢慢附加上了贬低意味，暗示女性的能力不如男性。这种具有强烈冒犯性的表达正是性别歧视的产物，我认为它们就该被摒弃。

我不喜欢"女博士"这个词！为什么大家看到男性博士时，只会想到"博士"，不会下意识地想到"男博士"，而看到女性博士的时候，就会不假思索地想到"女博士"啊？还有在开车时，如果遇到一个车技不好的司机，很多人就会脱口而出："肯定是个女司机！"为什么一个再正常不过的职业，前面加了"女"之后，就会贴上"弱"的标签呢？但事实并非如此，女性的力量需要被看见！

——优米

外貌

很多人在关注一个女生的外貌时，也在进行各种各样的性别歧视。这个女生的衣着打扮、妆容发型都会成为别人眼中的焦点，但没人去关注这个女生本身。这种歧视行为不仅非常无聊、不公，还会浪费一个女生大量的时间和精力，这会导致她不能更好地投身到一些真正有意义的事情里，比如为朋友家人制造快乐、认真完成学业、研发癌症的治疗方法、攻破世界性难题、投身于公益事业、积极倡导应对气候变化问题等。

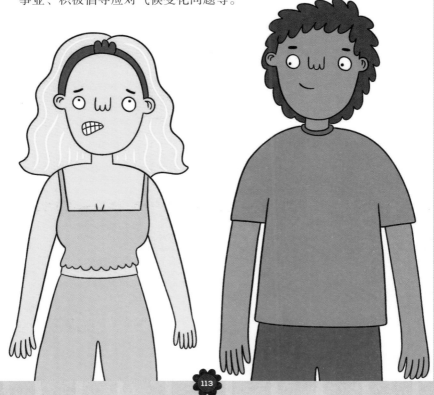

与女性相比，人们很少会用严苛而挑剔的目光去审视男性的身体，而且社会也并不要求男性听从外界针对他们外貌提出的批评。如果你在一篇政治新闻中，只看到文章在评价女政客的裙装如何如何，却根本未提及在场男政客的西装怎样怎样，相信你就能真切地感受到，我们一直在说的性别歧视是什么了。

有一次我去做演讲，整场下来感觉自己发挥得相当不错，没想到之后却收到了某个观众这样的反馈："你今天不该穿橘黄色的衣服，因为这个颜色显得你气色不好。"

——优米

人们经常会因为某个人的胸部、穿搭、发色等，对她的性观念、性态度和性经历进行胡乱揣测。

我们从不想要性别歧视！

如果我穿了一件紧身上衣，就会有人说："看吧，她就是想展示给我们看！"但如果我B罩杯的朋友穿了同一款衣服，别人就不会这么说她。

——贝娜黛特

胸部这个话题算得上是性别歧视的重灾区。有时，这种歧视十分直接，比如说难听的话去贬损别人的胸部或用令人尴尬的话去赞美别人的胸部，仿佛胸部就是这个人的全部，除了胸部丝毫看不见这个人身上的其他闪光点。有时，这种歧视还会以一种令人不易察觉的方式存在，比如某人盯着你的胸部来回打量。不管是直接的做法，还是隐晦的做法，全都是有问题的。请记住，任何拿别人的身体特征取乐的行为都是没有涵养的表现！

街头骚扰

街头骚扰是指当你走在街上时，某个你不认识的人朝你大声叫嚷，他呼喊的内容可能是"嘿，美女！""给我们笑一个！""你的身材真好！"之类的话，也可能就是朝你发出一些类似起哄、吹口哨的声音。

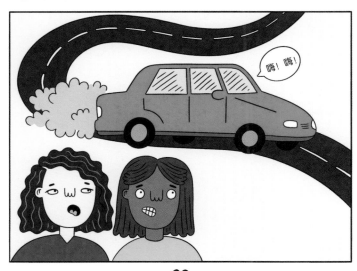

品头论足、目光凝视和街头骚扰这些行为都会让人感到不安，让人觉得自己像是一件物品一样没有尊严可言。有的时候，这种骚扰是极其隐晦的，比如一个眼神，旁人可能感受不到，但你却能体会得到，有的人甚至会因此对自己的身体感到羞耻。

正是因为这些行为往往只有你自己才能察觉到，也因为这看似只是一件微不足道的小事（但也许会给你带来一定的心理伤害），所以你很难去举报或告发。

可能是一个陌生人冲你吹口哨、上下打量你；可能他问了一个看似很自然的问题，例如，"你为什么穿这件衣服？""你多大了？"又或者是一句听起来没什么大不了的评价，例如，"你穿这件上衣真不错"。种种行为，不管是肢体上的还是言语上的，其实都与权力密切相关。也就是说，做这些事、说这些话的人正在将你物化，对你指指点点的同时彰显着自己的权力，进而让你觉得自己很渺小、很卑微。这种行为背后通常意味着，在这些人的潜意识里并没有把你当成一个完整的人来看待，而是将你的外貌作为讨论的中心，把你当成一件物品一样在消遣。

在我年纪还比较小的时候，有过被陌生人品头评足的经历。那时走在街上，有个男的对我说："脸蛋不错，就是胸部可惜点。"可我完全不认识他呀！他就因为我的胸部比较平，就对我说三道四！现在回想起来，我当时竟然没有回击，也是挺不可思议的。

——劳拉

有一次我在公开场合穿了领口比较低的上衣，确实比我平时穿的更加大胆一些。那时有一个比我大十多岁的男人不停地打量我，还盯着我看，真的是把我恶心坏了！说实话，当时我并没有觉得有什么不好意思的，只是有点担心自己的安全罢了。

——克里欧，15 岁

在不同的情形下，你可以采取不同的方式应对街头骚扰：可以大声斥责、可以瞪回去、可以直接叫那个坏人离你远点……不过一定要记住，你要确保自己是安全的。

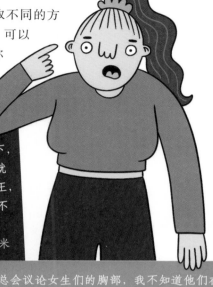

有的时候我会态度坚定地呵斥那些坏人，让他们赶紧走开。不过大多数情况下，我根本就不屑于看他们一眼，他们在我眼中就是透明人。因为我会把自己当成是高贵的女王，而女王怎么会在意这种人呢？通常我会视而不见，高傲地昂着头颅绕过他们。

——优米

男生们总会议论女生们的胸部，我不知道他们在背后会不会说得更过分，但我敢肯定的是，我绝对亲耳听到过他们在议论这个话题。通常女生们都会团结在一起，为那个被议论、被欺负的女生出头。

——葛瑞西，14 岁

赞美

性别歧视可能会戴上"赞美"的面具来伪装自己。比如说，夸一个人的胸部长得好看，虽然听起来像是"赞美"，不过要是在不恰当的场合，这是非常无礼的，会让人觉得极其尴尬。

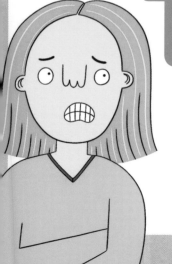

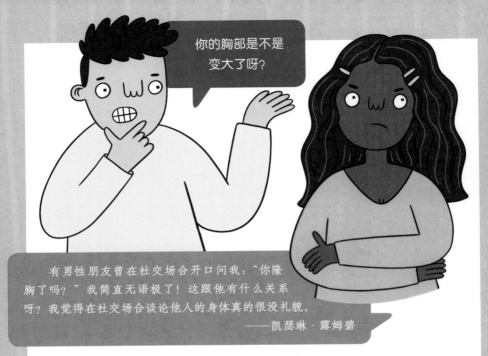

有男性朋友曾在社交场合开口问我："你隆胸了吗？"我简直无语极了！这跟他有什么关系呀？我觉得在社交场合谈论他人的身体真的很没礼貌。
——凯瑟琳·露姆碧

　　为什么赞美会成为性别歧视的一种方式呢？答案其实很简单，因为赞美过后，就会引起大家对这个特质的关注，比如，"你是这儿最英勇的人！""你是我们球队里最棒的前锋！""你的眼睛真美！"当别人听到这样的赞美后，就会更加关注你的这些特质。同样，对胸部的赞美也是这个道理。所以，除非你们是关系特别亲近的朋友或是非常亲密的爱人，赞美胸部对双方来说都是没问题的。但如果是其他人（特别是不认识的人）这么说，那他们就越界了，而且说话的这个人很有可能就是故意的。

　　不管你怎么评价别人的身体，比如身高是高是矮、体重是轻是重、胸部是大是小……都不会显得你高大伟岸、能言善道，反而会突显你的粗鲁和失礼。

如果你自认为身体上的某个部位不够"完美"，下意识地觉得自己不够好、不够优秀，觉得自己就应该低调一点、乖巧一点、懂事一点，那么你就大错特错了。这种不合逻辑的想法完完全全就是性别歧视的产物，正是因为整个社会过分注重女性的外表，才会让你产生这样的错误想法！

我们在长大成人之后，几乎不会再像青春期时那样执着于自己的外表了。话说回来，过分关注自己的外表也是青春期孩子的一种常态。在这里我想跟你分享一个管用的方法，它能让你更快地接受自己真实的模样——那就是学会接受并尊重他人的外表、肯定他人本身的美好。

你已经足够好了！

119

性别歧视与胸部

很多社交平台会严格审查那些含有女性胸部的照片，但是对于含有男性胸部的照片却并不加以审查。这种赤裸裸的双重标准让许多女性用户觉得十分困惑，甚至有些人还做了一项有意思的实验：她们用图像处理软件把照片中的女性胸部换成男性胸部，结果非常荒谬，在换上了男性胸部之后，照片居然过审了！而这也说明这项不成文的规定根本就是毫无意义的。于是，在欧美国家，网络上

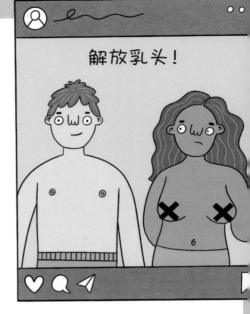

掀起了一阵名为"解放乳头"的热潮，目的就是曝光类似的规定以及它们背后不合理的性别歧视。

在日常生活中，大多数女性都会严严实实地遮挡住胸部，这是因为在当下的审美规则下，胸部被隐藏起来才是合理的。我们在选购的衣服（包括文胸）时，会为胸部叠加了一层又一层的"保护"，

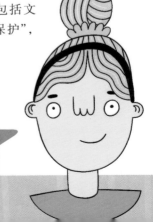

我非常注意这个问题，穿衣服的时候会尽量不让自己的胸部透过衣服显出来。不过，在家里我不会担心这一点，只有在要外出的时候才会特别留意。有时我也会好奇，为什么我会因为自己与生俱来的东西而感到不自在呢？但我确实不想被别人说三道四！

——雅诗，16 岁

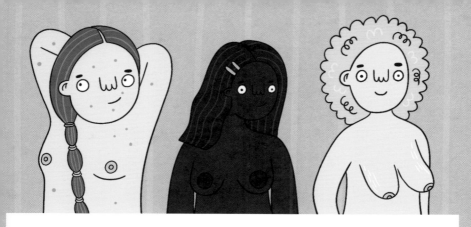

虽然有些人会觉得这样不舒服，但这确实能帮我们避免很多不必要的麻烦。

　　很多女生在第一次发现自己的乳头立起来时可能会感到不解，甚至还会担心自己的身体是不是出了什么问题，这是因为她们从未被科普过。但现在我们都知道了，这是非常自然且正常的生理现象，当你感到冷的时候，身体就会启动"保护机制"，就像是起鸡皮疙瘩、汗毛竖起，乳头立起来也是这个原因。这仅仅是天气原因，跟情色毫不相关。

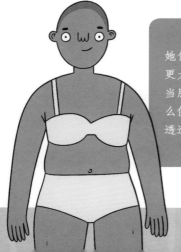

　　胸部比较大的女生如果看见文胸里面加了衬垫，她们立马就不想买了，因为衬垫会让她们的胸显得更大。如果能创造一种可以被压缩的衬垫，就是说当胸部的重量压到衬垫上时，衬垫会自动变薄，那么使用者就会觉得更加舒适贴身了，也不会让胸部透过衣服显出来。

——路易丝，文胸搭配师、设计师

我们学校里有个女生发育得比较早，一开始她并没有注意过这个问题，有一次她的胸部就不小心透过衣服显出来了。当时她经常被人议论，不仅男生，女生也会议论。她的经历给我带来了很大的冲击，让我觉得那是一件非常不得体的事情。现在想想，当时她的心情得有多糟糕啊！这种压力本就不应该施加给她。

——蒂蒂，16 岁

拒绝性别歧视

进入青春期后，我们会对自己的身体和身体变化格外关注，也会自然而然地留意到同龄人的身体变化。而那些试图通过贬低他人、抬高自己的方式获得满足感的人，就会用言语或行为侮辱、歧视别人。但是，无论何时何地，这样的行为都不该被容忍！所以，不要犹豫，请大声斥责、举报这样的行为。我们自己也要时刻牢记，不可以对他人施以这样的恶行！

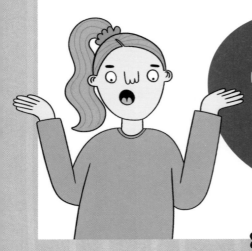

永远不要用别人的目光凝视自己！如果有人贬损、侮辱你的身材，不要自我怀疑，拿出自信的姿态，平静淡定地对他说："请管好你自己！"

我们从来不需要活在他人的评判和期待里，他人的言行仅代表他自己，根本没有必要因为可有可无的人说的几句轻描淡写的话而伤害自己。他人的评判固然可怕，但更可怕的是拥有一颗在意他人评判的心！那么，我们要怎样练就强大的内心呢？这里有一些小建议，希望可以帮助到你：

- ✿ 忠于自己的内心，做那些可以让自己感到幸福快乐的事。

- ✿ 了解自己的身体，学习相关知识（当然也包括看这本书），有时不必要的恐惧和自卑可能源于无知。

- ✿ 感恩自己的身体，试着在结束一天的行程之后，真诚地感谢身体里的每一个小小的"零部件"，谢谢它们陪伴你度过了平凡而又珍贵的一天。

- ✿ 热爱生活、提升能力，拥有充盈丰富的内心，给予自己更多无所畏惧的底气。

- ✿ 选择关注积极向上的社交媒体内容，让自己处在"悦纳自己、爱自己"的温暖环境里。

- ✿ 给予他人发自真心的赞美与鼓励。但请记住，不要只关注一个人的外表。不议论别人的外表是一种尊重！

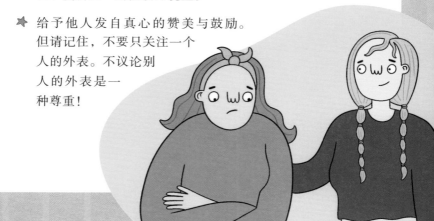

胸部和种族

种族和文化对胸部产生的影响远远超乎我们的想象。文化是指你所习以为常的一切，它与出现在你生活里的场所、你的家庭、你的学校和你周遭的一切（手机上、电视里、书本中的东西）有关。而种族又叫人种，是在体质形态上具有某些共同遗传特征的人群，无论你生活在哪里，它都会对你产生深刻的影响。

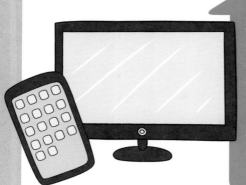

我是个亚非裔，也就是非洲人和亚洲人的后裔。我的胸部结合了马来西亚人和科萨人胸部的特点——胸部圆润、乳晕呈坚果般的棕色。我妈妈的胸特别美，是那种漂亮的芒果型胸部。而且从我开始关注自己发育的第一天起，我就非常喜欢自己的胸部。但我的姐妹们却不喜欢自己的胸部，我觉得那是因为她们总拿自己跟其他的白人女生比，所以才会对自己不满意。

——坎蒂

在我的印象中，大部分亚洲女生的胸都比较平，所以在成长发育的过程中，我对自己的胸部并没什么期待。从我家里人的经历来看，长大以后，我应该也会跟她们一样，有自己的孩子并且用母乳喂养他。不过，当我意识到胸部只是我身体的一部分，不需要给它什么"任务"之后，我突然对它好感大增。之前还有件事一直困扰着我，那就是它和我想的有些不一样，我以为它会是粉色的。但是现在，我已经释然了，深褐色又怎样呢？我就是我呀！我们当然可以既喜欢阳光，又喜欢雨水，因为它们都很美好。

——米兰达

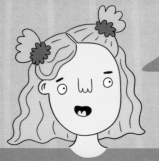

我觉得希腊女性的胸部形状和大小各不相同，所以我一直对自己的胸抱着顺其自然的心态。我生活的社会还是相当保守的，人们认为胸部就应该被彻彻底底地罩起来，裸着上身晒日光浴是会被嫌弃的。

——亚丽桑德拉

我是被养父母抚养长大的。他们一个是澳大利亚人，一个是英国人。我们的家庭氛围是安静平和的，他们基本上不怎么跟我聊这些话题，所以我以前都不知道自己的身体会在青春期发生变化。记得我来月经的第二天，他们在我的床头放了一包卫生巾。而且，我上了高中才了解到，原来自己得开始穿文胸了。

——伊莱恩

我觉得日本女性的胸普遍不怎么丰满，所以我以前也没想到自己的胸会这样。

——优米

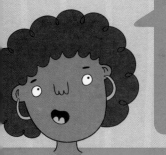

因为菲律宾人也是由多个种族组成的，所以大家的胸部大小不一。以前我的妈妈和外婆跟我说，那种凹凸有致的身材曲线和棕色的皮肤来源于西班牙血统；而苗条的身材、比较平坦的胸部和白皙的皮肤则来源于中国血统。当然，她们说的这些也并没有什么科学依据，不过是她们对当时的菲律宾女性做的一个简单划分。

——玛丽

我妈妈是拉丁裔，她的胸部是沙漏型的，而且是丰满的 C 罩杯。看到她，我就差不多知道（主要是希望）自己以后的胸部是什么模样了。我以前一直都想拥有像超模凯特·摩丝那样的小胸，但现在，我却根本不可能像她那样丝毫不担心走光问题、自在地展示自己的身材了。

——马莉胡兹卡

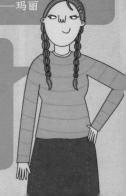

普佳的成长故事

虽然我在澳大利亚长大，但是我父母是从印度移民过来的，他俩都是非常保守的印度教教徒。所以在我们的文化里，女孩子到了一定年纪，家中的女性长辈们就会让她把自己的胸部遮挡严实。时至今日，我都不记得她们跟我谈论过任何关于胸部的话题。

如果我哪天把胸部露了太多出来（即便是不小心），家里的女性长辈们就会严厉地批评我，她们会说"这让别人怎么看你"之类的话。

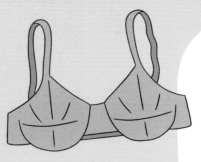

在她们的要求下，我认识到我绝对要把胸部好好"保护"起来（就算是哺乳的时候也不例外），否则就会让整个家族蒙羞、被人指指点点。

青春期时的我非常羞涩，当时我的内心被印度文化打上了深深的烙印，坚定地认为决不能让家族蒙羞，而且当时我还胖乎乎的，所以我会竭尽全力将胸部遮挡起来，以降低自己的存在感。不过幸运的是，当时我上的女子学校里有来自不同种族的女生，虽然我的胸比大部分女生的都大，但是大家都相处得十分友好融洽，没有人会给别人取外号或嘲笑别人。那时候，去商店买文胸也让我觉得特别尴尬。因为我的胸有些大，所以同龄女生们穿的那种漂亮可爱的款式对我来说根本就不合身！我只能在土气过时的货区里挑选。记得有一次我在睡觉的时候，我的长发（女性留长发也是一种印度习俗）还被文胸给夹住了！直到现在即使我长大了，还是会经常因为文胸里的钢圈起疹子。

在我二十岁左右的时候，我会经常跟妈妈聊一些心里话，也会说到胸部之类的话题，也是在这个阶段，我开始变得越来越独立，对自己的身体、能力等越来越自信。

我成长的年代是上世纪九十年代，当时流行的是凯特·摩丝那种纤细柔弱的身材。

而现在，我们所追捧的是金·卡戴珊这种能够展现女性魅力的、凹凸有致的身材。社会对于美的标准或定义，一直在被颠覆！所以不要太在意那些虚无缥缈、毫无意义的标准或定义，要知道你一直都很美好！

胸部 "大作战"

如果你一直跟爸爸在一起生活，那么当你的胸部开始发育的时候，你可能会觉得很难开口跟他说这件事。你可能会在心里纠结：爸爸明白我的胸部为什么会痒痒的吗？他知道胸部发育何时会结束吗？他会带我去买文胸吗？他清楚我穿什么衣服才最舒服吗？

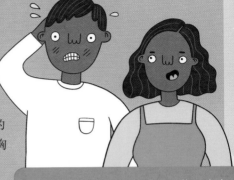

爸爸们的应对方式可能各有不同。有的爸爸可能很擅长沟通，懂得该怎么跟女儿聊这个话题；有的爸爸可能一头雾水，但是他们会试着弄清楚这些问题；有的爸爸可能会尴尬至极，完全不知道如何处理，所以他们会绝口不提。不管你的爸爸是怎么做的，他都没错，因为他只不过是在按照自己的习惯行事罢了。

> 我跟爸爸特别亲，所以第一次来月经的时候，我第一个告诉的人就是他。他会陪我一起去商场买文胸，不过他一般都会在男装区边逛边等我，让我自己挑喜欢的款式，等我选好之后他就会过来帮我付钱。
>
> ——奥莉芙，14 岁

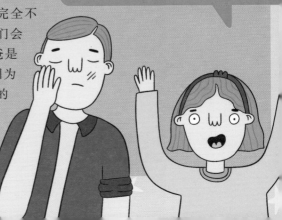

我爸爸是个单亲父亲。在我家里，是没有女性会跟我讨论胸部发育的事情的。让我印象比较深刻的是：对于我想不想、愿意不愿意、有没有必要讨论这个话题，他实在是不清楚，更不清楚我之前是不是已经跟别人说过这件事了，所以他最后终于忍不住提出要开诚布公地跟我聊聊这件事。我相信，每一位父母都是真心想要帮助孩子的，他们肯定不想让自己的孩子一直被这个问题困扰，他们只是想找一种不那么尴尬或奇怪的方式来解决这件事。父母都是爱孩子的，都希望孩子的成长之路更加顺畅。在日常生活中，他们会根据自己的经验给予孩子更多的帮助，有时他们采取的方式可能并不是特别完美，或者并不合你的心意，但请相信他们不是有意的。

——莉莉，17 岁

下面有一些"妙计"，能够帮助你和爸爸更好地沟通这个话题。说不定你的爸爸早就有觉悟，已经采取了我们会说到的一些做法了呢。

选项一：拉上爸爸一起去商场

让爸爸成为你的好帮手、"提款机"和"啦啦队"吧！你可以提前做一些功课，为之后的活动做规划和预算，比如，查一下自己买两件文胸大概要花多少钱、试穿大概需要多长时间等。这样，你就能跟爸爸说好，让他开车带你去商场，然后在你挑选和试穿的时候，让他去别的店铺逛逛，最后等时间差不多了，他再过来帮你结账。

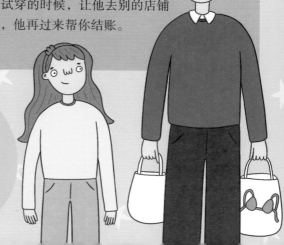

提前跟爸爸打好招呼，这样他就知道接下来自己要做些什么了。

选项二：拜托家里的女性亲戚

家里的女性亲戚可以是奶奶、姑姑、婶婶、嫂嫂，也可以是姐姐、舅妈、哥哥的女友、家中的保姆阿姨等。你可以邀请她们陪你去买文胸。如果你遇到了跟胸部发育有关的问题，也可以请她们来帮忙。如果你只是有一些小疑惑想和她们聊聊，那么完全可以给她们打个电话，直接问就行。在打电话时，你的措辞也不用太郑重其事，像"如果我有什么胸部发育方面的问题，可以打电话问你吗？"这样的话就是不错的开场白。

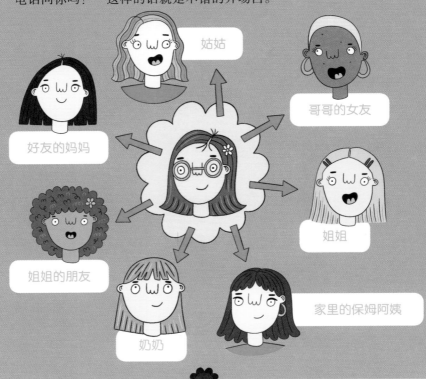

姑姑

哥哥的女友

好友的妈妈

姐姐

姐姐的朋友

奶奶

家里的保姆阿姨

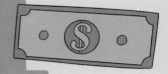

我奶奶以前就教我把各种东西藏进文胸里。她自己总会在那里放五十块的钞票，有时还会放一块糖，甚至还放过金币。我记得小时候有天晚上，我害怕自己会饿，竟然把薯条放进过小背心里面！

——贝娜黛特

选项三：做个独立自主的孩子

不同的家长会采用不同的方式照料孩子，但即便没有家长无微不至的关怀，孩子们依然可以茁壮成长。其实你也能够很独立，有时甚至比旁人更会照顾自己。所以你可以试着独自一人去买文胸，或者找个关系比较好的朋友一起去，这样两人还可以给彼此一些建议（可以讨论一下文胸的款式，比如"这件的肩带会不会有点太短了？"之类的）。如果店里有专业的文胸搭配师，你们也可以向她们请教一下，听听她们的建议。

我的第一件文胸是在一家爱心义卖商店的文胸区买的，而且我真的很爱穿它。那时我就在想："看吧，我真的很会买东西，干脆以后我都自己买好了。"

——克兰姆，39 岁

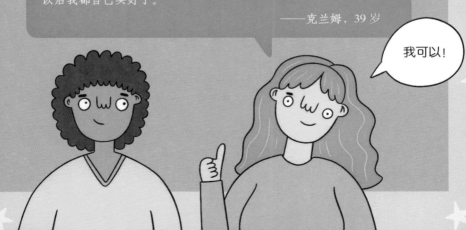

我可以！

　　如果你面临以下几种情形：只跟爸爸住在一块儿、其他家庭成员都是男性、家里衣物清洗的工作由爸爸负责，那么，他在处理你的文胸时，可能会感到有些尴尬。我以前听过有些父亲说，把女儿的文胸拿出来晾晒的时候，感觉怪不好意思的，而且他们非常矛盾——既担心自己做得太多可能会越界，又害怕自己哪里做得不够让孩子伤心。

　　如果你目前的处境与这些情形非常类似，千万不要觉得这是一件天塌地陷的大事。放轻松，你不妨跟爸爸这么说："爸爸，要不我自己洗吧？"或者更委婉一点："爸爸，这些衣物是要手洗的，你下次看见的话，能不能帮我把它们放进洗衣篓里？"

　　你也可以在更换文胸后，立即自己手洗一下，然后大大方方地把它晾起来，这跟晾晒布娃娃没什么区别。

　　当然，如果他并不觉得尴尬，你也并不觉得这有什么，那么你完全可以跟他好好聊聊，直截了当地把自己的想法和习惯告诉他。你也可以让他读一下书里关于文胸洗护的那部分内容，这样他就能明确地知道该怎么做了。

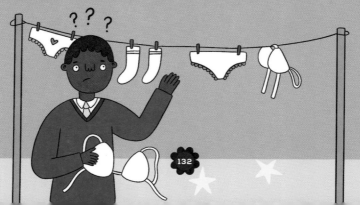

恶语伤人六月寒

他人对我们身材、外貌的评价也许会伴随我们的一生，就像一个标签一样贴在我们身上。这些人可能并非出于恶意才说出伤人的言语，但是说者无意听者有心，那些评论可能会在我们心中留下深深的印记，带来难以估量的后果。

这样的经历在很多人身上都发生过。如果这些发生在心智成熟的大人身上，他们可能会置之不理、不屑一顾，或者只是轻笑一声，根本不放在心上（当然，有不少年轻人也会这么处理）。但是如果这些发生在一个尚且处于青春期的孩子身上，未经风浪的他们很可能会被这些评论狠狠刺伤，要知道，此时正是他们最敏感脆弱的时期。

> 无论你的胸部是什么样的，都有人会对你评头论足。难道没有人告诉过他们，这种行为非常无礼吗？
> ——凯瑟琳·露姆碧

> 在我的胸部刚开始发育的时候，我爸爸这么评价过我："哎哟，它们长得就跟尖尖的橡果似的！"我当时真的是生气极了。所以我觉得，一个男性根本就不应该对小姑娘的胸部说三道四的。
> ——薇琪·梅尔森

> 我9岁的时候，爸爸去外地工作了一年。他从外地回来时我刚好10岁，他一见到我就说："天啊，你也太瘦了吧！"这句话深深地烙进了我的脑海里，让我至今都记忆犹新。其实因为他本人很在乎体重，总想更瘦一点，所以在他看来这是一句夸奖，但是在我看来却不是。而且他当年说的这句话给我带来了极大的冲击，我到现在都耿耿于怀。我一直觉得就是因为他的那句话，所以我身体才出现了各种饮食失调的问题。
> ——佩妮

跟我爸说话会让我感到特别不自在。我记得他说过："别担心，能给孩子喂奶就行了！"当时我就觉得这种说法怪怪的，现在我长大成人了，回头想想，一个爸爸说出这种话，的确非常不妥。而且，我还清楚地记得，他以前跟我开玩笑说："这可怎么办呀，你胸前怎么挂了两个煎蛋呀！"虽然我知道他没有恶意，但是这些话确实让我觉得非常不爽。

——匿名者

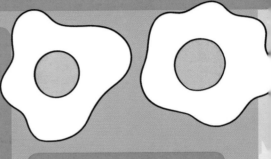

我以前穿的都是那种分体式的女童泳衣，所以第一次穿上更显成熟的泳衣时，爸爸特意夸赞了我一番。我记得他说，这身新泳衣衬得我特别好看。但我当下觉得特别反感，内心十分抗拒他说的话。我还去浴室里一边照镜子，一边拼命地吸气把小肚子往回缩，心里充满困惑："他为什么要这么说呢？"

——蒂蒂，16 岁

关于"胸部""文胸"这些话题，是我跟继父聊天的禁区，我们会当这些东西根本不存在，对它们闭口不谈。

——芙拉斯卡

很多时候，人们会冒冒失失地说些愚蠢的言论，这是因为他们说话欠考虑、没有仔细想清楚，而且大多数时候他们并不知道这会伤害到别人。正是这样"有口无心"的玩笑，给很多人留下了不可磨灭的伤害——不少人在成年之后依然会记得，那些曾在青少年时期让他们产生自我怀疑的言语。

有一次我跟朋友讲到了自己肉乎乎的脸颊，我朋友就说："你看起来就像是一只吃多了生日蛋糕的花栗鼠！"我听了这话犹如五雷轰顶，心里想："一直以来大家都是这么看我的吗？"在那之后，整个小学阶段我都对自己的外貌特别不自信。

——艾美，13 岁

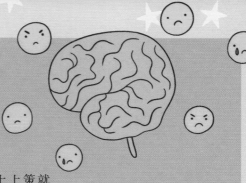

虽说我们很难做到对别人的负面评价完全无动于衷，但是我们可以学着用坦然的姿态去面对那些烦人、恼人还伤人的愚蠢言论。

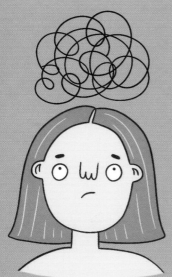

上上策就是，听了这些话不要怄气，它们根本不值得你火冒三丈。你要做的，就是把这些话全部从脑海中清除出去，多去想那些令自己愉悦的事情。

如果你想要回应，你可以面带困惑地对那些人说："你不会觉得这很有趣吧？这样说话真的很没礼貌！"或者"天啊！这么说真的太奇怪（粗鲁）了。"这样一来，你就向对方传递了一个清晰的信号，明确地告诉对方：他的言语并不恰当，并且要为刚才所说的话向你道歉。

还有一个可行的方法：把这本书交给一个你信任的朋友，拜托他将本页的内容给那些经常对你恶语相向的人看，请他们今后说话多多注意、三思而言。

无论是和别人闲聊，还是夸赞别人，大家都应该好好思考一下再说。言语是用来激励别人的，而不是用来伤害别人的。

——艾迪，13 岁

作为男生的我，青春期时也发育出了小小的胸部，不过并不是特别明显的那种，算是还可以接受的程度。作为一个过来人，我想对所有大人说："千万不要对孩子们进行外貌羞辱。对于孩子们来说，从即将步入青春期到青春期结束，这是个十分特殊而又敏感的阶段。处于这个阶段的孩子们会对自己的外貌特别在意，也会非常在意别人对自己的评价。你觉得不值一提的一丁点风吹草动，都有可能在孩子们的内心掀起狂风暴雨，让他们觉得羞愧难当、无地自容，恨不得挖个地洞把自己埋起来。很多时候，也许只是那一丁点儿的打击，便会让他们的世界瞬间崩塌。"

——丹

放下羞涩拘谨，学会接纳自己

如果对自己的身体（包括胸部）感到难为情，该如何是好呢？

首先，你要学会接纳。接纳"青春期的孩子就是会经常觉得不好意思"的事实；接纳"这种尴尬和局促终有一天将会过去"的事实。因为你会越来越熟悉自己的身体，慢慢地自然会不把它当回事儿，这是一个顺其自然的过程，就好比你去理发店做了个新发型，一开始你会觉得很不自在，但是过段时间，你就会渐渐习惯，甚至还会觉得挺好看的。

其次，了解自己追求的品格到底是什么。在你看来，一个人最重要的是善良、正义、勇敢，还是为了理想努力奋斗的精神呢？不管是哪一种品格都与身材、外貌毫不相干。所以，你大可不必过分纠结。

如果我需要给八九岁的女孩子们一些忠告，那么我想对她们说："不要因为胸部的大小而烦恼，因为你永远也不会知道它们最终会发育成什么样子！"

——凯瑟琳·露姆碧

下面是我们给出的一些小建议：

1 **改变自己的双重标准。**为什么一边欣赏别人的勇气和智慧，一边却看不起自己，觉得自己的外貌一文不值呢？这很不公平。不要过分严苛地审视自己，对人对己要一视同仁。

2 **总会有改变外貌的机会。**很多大人会选择对自己的外貌做一些调整。不同的是，有些人十分满意改变后的自己，有些人则懊悔不已。不过你们现在年纪还太小，除了通过运动锻炼和穿衣搭配来改变胸部模样之外，还不适合做更多的事情。不过话说回来，学会接纳自己，在任何时候都是个行之有效的办法。（也是更好的选择！）

3 **生活中哪里都会有"坏人"。**他们都知道，公开羞辱别人最快、准、狠的方法，就是攻击对方的身材和外貌，这一招对女性（尤其是年轻女性）的杀伤力极强。虽然你并不能控制他们怎么说，但你完全可以控制自己怎么想。请记住，绝对不要在乎他们说的任何话，包括标点符号！如果你听而信之，就正中他们的"圈套"了！

4 **做个积极正面的人。**要努力成为一个接纳自己外貌的人，以身作则，为朋友和后辈们树立一个良好的榜样。美的标准并不单一，美的形式非常多样，所以你要学会包容、接纳各种不同的身材，千万不要强迫别人去改变。即便一开始，你可能会觉得这有点假、有点怪，但是只要你一直坚持这种想法，你对它的信念感就会越来越强。

你是不是也会担心在换衣服的时候不小心被别人看到胸部呢？是不是在换衣服的时候会扭扭捏捏、不知所措呢？如果是的话，就来击个掌吧！因为大家都深有同感。

其实，在外面穿着 T 恤或毛衣的情况下，想把里边的文胸脱掉，还是有办法的。而且要是想不脱外衣直接把文胸穿上，也是可行的，但前提是——必须得是那种带扣的文胸。如果是那种不带扣的运动文胸，那么无论是穿还是脱，隔着外衣都办不到。①

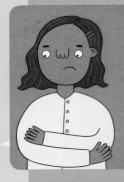

要是在我胸部发育的时候，谁轻飘飘地跟我说："这不就是成长的过程嘛，大家都是这么过来的！"那我真的会非常气愤！当着别人的面换衣服这件事并不会因为大家都曾经历过，就变得更加轻松呀！所以说，你完全可以按照自己的想法和意愿来做，不管是换文胸的时候在身上披条毛巾，还是找个没人的地方换衣服（比如跑去厕所里面，坐在马桶盖上换衣服），只要你觉得能让自己舒服，都是没问题的。

——莉莉，17 岁

在成长的过程中，我们总会遇到不得不当着其他女生的面换衣服的情形。但如果你真的觉得特别难为情，实在不想让别人看见，有个好办法，那就是去厕所或者更衣室隔间里面，迅速把衣服换好。其实，现在多数学校都非常尊重学生们的隐私，只要你不在里面磨蹭得太久，不影响在后面排队的其他同学就可以了。

---

① 还可以准备一件半身长裙，在换衣服的时候把它罩在外边。

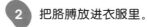 **1** 把背扣解开。

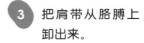 **2** 把胳膊放进衣服里。

3 把肩带从胳膊上卸出来。

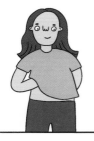

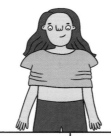

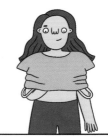

4 把文胸从衣服里扯出来。

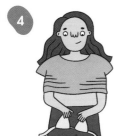

5 大功告成！

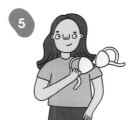

　　高二那年，我有个朋友从冰岛做完交换生回来。我想，冰岛那儿的人一定特别开放吧，因为她回来以后，对在我们面前换衣服这件事看得十分豁达。而且大家一块儿淋浴的时候，她表现得也很大方自然，不像我们，冲凉的时候都是畏畏缩缩地跑去角落，生怕被别人看到。

——优米

 139

你还可以事先做好打算，看看能不能提前把要换的衣服穿在身上，再在外边套上正常的衣服，这样在换衣服的时候只要脱掉外面那几件就好了。举个例子，要是今天有游泳课的话，你就可以先在家里把泳衣穿在里面，然后再套上校服。这样做可能会有一点儿麻烦，不过你可以少在大家面前换一次衣服！

随着年龄的增长，你会发现自己的敏感度会被所经历的事情逐渐削弱。换言之，刚开始让你觉得怪怪的事情，你越去经历它，就越能接纳它，渐渐地这件事在你眼中就不像之前那么怪了。所以，你要是多在别人面前换几次衣服，你可能就会觉得这不过是一件稀松平常的事罢了。

看医生

很多时候，消除健康疑虑的最佳方式就是去医院听听医生怎么说。如果你有从小就认识的家庭医生，你可以去找他。不过，即便是面对自己熟悉的医生，进入青春期之后，你跟他聊发育问题的时候，也可能会觉得有点不对劲。当然，你也许并没有熟悉的家庭医生，也不清楚该去找哪位医生才好。其实，大部分青少年要靠父母或是家里的长辈帮自己找到合适的医生，因为不管是预约医生，还是确认看诊的费用，对于青春期的孩子来说都是棘手的事情。

但是，如果处于某些原因你的父母不能帮你解决看诊的事宜，你还可以联系亲戚来帮你解决这个问题。再不济，你还可以靠自己呢！你可以在网上查一查自己家附近有没有合适的医生，再在医院的官网或小程序上进行预约挂号。

其实，看诊时医生不太需要直接检查你的身体……

处于青春期的孩子自我意识会变强。在这个人生阶段，一想到要和医生交谈，他们就会感到超级紧张。要是需要被医生检查身体，他们肯定会尴尬到想瞬间消失在医生面前。

如果你有咳嗽、胸口痛、哮喘等症状，医生可能会把听诊器放在你的前胸[①]附近，来听你的心跳；如果你的肚子不舒服，医生可能会检查你的整个腹部，看看哪里有异常；如果你的背部有皮炎、丘疹，或是脊柱、肋骨、肩膀这些部位有问题的话，医生可能会查看你的整个背部。

---

① 此为医学术语，是胸壁的一部分。

　　在上面这些情况下，医生是有办法在你不脱衣服（这里不包括外套、卫衣这种穿在外面的厚衣服）的前提下给你进行检查的。通常，医生可能会请你把 T 恤或者衬衫掀起来一些，这样可以方便他们查看你的皮肤状况，或者方便他们把听诊器放在你的前胸附近。对了，这些时候你是不用脱掉文胸的。

　　而且，即使你有一些关于胸部的疑虑，医生也不一定需要你脱掉文胸进行检查。因为你完全可以通过口头描述，向医生讲清楚你的疑虑是什么、身体上有什么症状。如果你不确定胸部发育得是否正常，那么医生也可以借助胸部发育五大阶段的示例图，让你指出自己正处于图表上的哪个阶段。

但是有时，医生的的确确需要你
把上衣都脱掉才能进行诊断。

　　在某些情况下，比如胸部有皮疹、肿块或感觉疼痛的时候，还是得让医生查看你的胸部，这样他们才能更好地进行判断。我当然明白这会让人心生抵触，但是请你相信：医生都是受过专业训练的，他们的日常工作就是给大家看病、做检查，所以他们早就习以为常了！

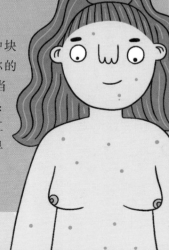

当医生给你检查身体时，请牢记以下几点：

- 只有经过你的允许，医生才能检查你的身体。
- 你完全有权利拒绝医生的检查。
- 你可以选择由女性医生给自己做检查，而且要是女性医生暂时没空，你可以等到她有空再做。
- 你可以在接受检查之前，请医生说清楚接下来要进行什么样的检查，以及为什么要做这些检查。
- 在做检查的时候，你可以让自己熟悉的人（比如父母、姐妹）在你身旁陪着你。
- 医生的日常工作就是帮大家检查身体，所以对他们来说，这只是工作的一部分而已。
- 在做检查的时候，医生并不会觉得尴尬，但医生也并不麻木，他们也会在乎我们的感受，会尽量不让我们觉得不自在。
- 在检查过程中，你可以随时叫停。你也可以提前跟医生说："我不是很喜欢这个检查，可不可以尽量快点？"
- 去看医生之前，你可以提前做些准备。要是你觉得医生可能会给你做胸部 X 线检查，那么穿不带金属的运动文胸可能会更方便；要是你觉得医生会给你做血液检查，那么你可以穿袖子宽大的衣服，或者在里面穿一件 T 恤或短背心。
- 跟一位医生交谈过一段时间（可能见上两三次）后，你才会逐渐熟悉他的看诊模式，才会清楚这种看诊模式是否适合自己。如果你觉得这位医生的看诊模式并不适合自己，那么你还可以选择其他的医生。

胸部与身体

胸部会随着月经周期而改变

> 我敢肯定月经会影响我的胸部。我胸部的大小、软硬都取决于我正处于月经周期的哪一天。比方说在来月经的那一周里，我的胸部就会变得比平时更小、更瘪些。
>
> ——纳迪亚

在我们刚刚迈入青春期的时候，乳芽便出现了，我们的胸部也慢慢开始发育。

平均来看，从出现乳芽到迎来月经初潮（人生中的第一次月经）大概需要**两年**时间。在初潮之后，往往需要经历一到两年的时间，才会形成属于自己的、相对稳定的月经周期。

在雌激素和孕激素的刺激下，我们的胸部开始发育，也正是这两种激素，在"操控"着我们的月经周期。所以说，激素真的很神奇！每个月里，我们身体里的激素水平都会发生波动，这些"起起伏伏"的激素正在精密而妥当地管理着我们的生殖器官（如卵巢、子宫等）和胸部等。我们的身体正是通过这种方式，一次又一次地模拟着准备怀孕的过程——虽说你可能在许多年之后才会经历这件事，或者永远都不会有这个体验。

这些激素各司其职，管理着身体里的"大小事宜"——雌激素会让乳腺组织中那些细小的导管变粗，而孕激素则会让乳腺组织中的腺泡细胞（用于泌乳）变胀。这就是为什么胸部经常会在月经前的那段时间变得胀胀的，而在月经到来之后，这种现象却又消失了。很多人压根就没注意到过胸部的这种变化，但有的人却能够真切地感受到、观察到这种现象。

药物对胸部的影响

现在市面上有不少安全有效的药物，可以用来防止怀孕（还可以用来治疗非常严重的痛经）。人们一般将这类药物称为"激素类避孕药"，它们正是通过其中含有的少量激素来达到避孕效果的。另外，它们会以各种形式出现，有口服的药片、有植入皮下的硅胶囊管（通常埋植在手臂皮肤下方，很多人习惯称它为"小管子"）、有放进子宫内的小小塑料装置（激素型宫内节育器），还有直接注射的屁股针。虽然它们会以各种各样的形式出现，但原理都是一样的，那就是通过释放激素的方式，在人体内模拟月经周期。这意味着在使用激素类避孕药后，胸部会出现和月经前期一样的现象。

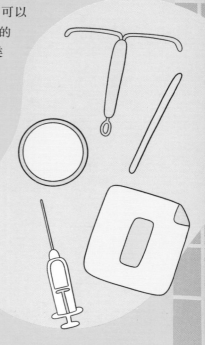

了解自己的身体

身体的健康程度会影响一个人生命的质量，你需要照顾好自己，让自己的身体感觉良好。而我们只有了解自己的身体、接纳自己的身体，才能更爱自己的身体。其实，你可以放心大胆地去观察一下自己，探索一下自己的身体，摸摸自己的胸部——请放心，这都是很自然、很安全的行为。

关爱胸部——进行护理和检查

我们每个人都值得被爱，我们身上的每一个部位，都值得被用心呵护——它们会伴随我们一生，陪我们渡过一个又一个难关！这里我想特别提一下胸部。在我们的一生中，胸部真的会经历很多，不仅与

我常常说，人的身体就像一辆车。因为你从出生至离世都只能开着这一辆车，无法跟别人交换，也不可能去弄台新车来开。所以，我们一定要爱惜自己的身体。你一辈子就只有这一台"车"，要好好对待它、保养它、爱护它。

——优米

青春期、孕期、哺乳期相关的激素会令胸部的大小、形态和功能发生巨大的变化，而且包括激素类避孕药在内的各种药物也会影响胸部的模样。随着时间的推移，胸部一直在变化，所以我们需要给予它更多的关心和爱护。另外，胸部有时也会生病，需要特别的关照。

虽然胸部并不是"弱不禁风"，但如果你是个运动狂热者或者喜欢参加各种体育活动的话，那么最好准备一两件可以给胸部提供良好支撑和保护的运动文胸。因为这不仅可以让你在运动的时候更加方便、身体更加舒展，还可以在必要的时刻保护你的胸部。比如，要是你的胸部不小心被快速移动的球、飞盘或胳膊肘撞到，那么运动文胸可以有效减少软组织擦伤的程度。

另外，也不要忘了护理胸部的皮肤。对于青少年，皮肤护理通常只包括避免晒伤和大量补水这两项。前者指的是，要给裸露在外的皮肤涂抹防晒霜；后者指的是，要饮用足够的水分（也可以给身体涂抹润肤露），以免皮肤干燥。对于选择母乳喂养方式的女性，还有更多需要注意的事项。

除了护理自己的皮肤，你是否听说过"定期检查胸部是否有肿块"这个说法呢？这个说法有一个非常专业的术语，叫作"乳房自我检查"。顾名思义，就是遵循一定的方法和步骤，每个月定期检查自己的胸部，看看它们是否出现了一些特别的变化。对于女性来说，掌握"乳房自我检查"的方法、养成定期自查的习惯是非常有必要的，因为这不仅可以帮你更加了解自己的胸部，还可以让你时刻关注自己的胸部健康，与自己的胸部和谐共处。

如果你还不到 20 岁，那么你可以先做了解，养成定期观察的习惯就好；如果你已经超过 20 岁了，那么你就可以试着掌握"乳房自我检查"的方法，按照步骤每个月自查一次。

接下来我将讲解"乳房自我检查"的具体方法，相信这些知识点一定会让你受益终身。

一般来说，我会建议大家在月经结束后再进行检查，因为这个时候，你的胸部不太会受激素的影响而产生疼痛、酸胀的感觉。

讲解之前，先来吃颗定心丸吧！青少年得乳腺癌的概率是**非常非常低**的。假如你摸到胸部有小肿块，那真的不见得就是癌症，很有可能是其他问题。不过保险起见，你最好及时去医院检查一下。

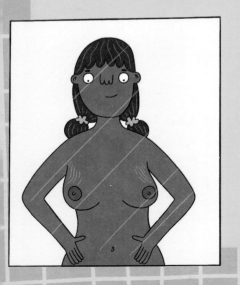

先观察：

★ 脱下上衣和文胸，站在镜子前面，并将双手放在胯部。

☆ 把肩膀往前送，收紧胸肌。

★ 保持这个姿势，观察一下自己哪边的胸部向下垂，并且认真观察自己乳头、乳晕、胸部皮肤是什么样的。

再感受：

　　像空手道里的手刀动作那样，把手指并拢起来，然后用并拢的手指轻轻按压自己的胸部。你可以用左手检查右胸，右手检查左胸，这会更容易些。按压的时候，从胸部的一侧开始，一边仔细地进行按压检查，一边顺时针慢慢移动一整圈，最后移动到腋窝的位置（要记住呦，胸部组织会一直延伸到腋窝）。在这个过程中，你会非常直接地感受到自己的胸部究竟是软软的、硬硬的还是疙疙瘩瘩的。接下来，你可以用同样的手法检查一下乳头下方。

　　你可以一边洗澡，一边进行自查，这样不仅省事，也更容易养成习惯。另外，也有很多人喜欢在睡觉前躺在床上进行自查。其实，不管是躺着还是站着，都没问题。

　　每个月坚持做"乳房自我检查"的目的是，让我们及时发现胸部的变化。如果发现胸部新长了肿块、结节，或者胸部皮肤出现一些异样，你就可以第一时间联系医生，尽早进行检查。即便最后只是虚惊一场，也比对此一无所知要好。

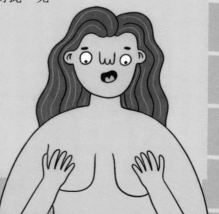

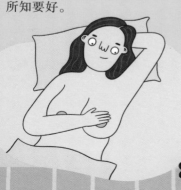

阴毛会与胸部
同时发育

这是
真的呦!

在乳芽出现的同时，你可能会注意到，小腹下方的位置出现了少量的毛发。随着时间的推移，它们会越长越多，最终长成毛茸茸的一片。一般情况下，阴毛发育的时间会比胸部发育的时间晚几周或者几个月，但有的时候也会在胸部发育之前（或者同时）出现。不过，早一点儿或晚一点儿都是正常的。

在你八九岁的时候（一般女生是 8 岁，男生是 9 岁），阴毛随时都有可能开始生长。对男生来说，青春期最重要的激素是睾酮。男生在进入青春期后，由于睾酮的分泌，睾丸会开始变大，阴毛也会在睾丸开始生长之后（或之前、或同时）出现。

它是什么时候出现的？我怎么没有发现？

阴毛生长的位置叫作"阴阜"，是耻骨联合（下腹正中可触碰到的骨骼）前面隆起的部分，就像一个倒着的三角形。这个位置的脂肪会比较丰富，就像厚厚的海绵垫一样。另外，这些细小的毛发也可能会延伸到大腿内侧和靠近屁屁的位置。

阴毛在生长初期，通常都是比较柔软的。到青春期快结束时，跟头发或身体其他部位的毛发相比，它们通常更加浓密、卷曲和坚硬。阴毛和头发的颜色通常并不完全一致——阴毛的颜色更深一些。与阴毛颜色最相近的应该是眉毛的颜色！但并不是百分之百一致。

阴毛生长的五个阶段

1 外阴生出细细小小的绒毛，肉眼几乎看不见。

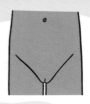

2 阴毛逐渐变得清晰可见，与之前相比，颜色更深、数量更多，还会更粗一些。

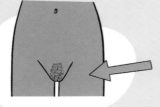

3 阴毛变得更加浓密，范围也在不断扩大，向上延伸到耻骨联合的位置。

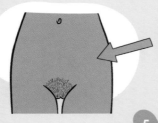

4 阴毛覆盖的区域看起来像是一个倒置的三角形。阴毛不断变粗，并且开始变得卷曲、坚硬。

5 阴毛发育成熟，并延伸到大腿内侧和靠近屁屁的位置。

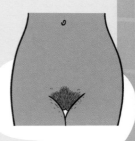

奇怪的冷知识：

阴毛脱落前的长度通常在 2.5 厘米到 3.8 厘米之间。

阴毛的生长，从生物学角度表明你已经做好了孕育后代的准备。当然，这也表明你已经步入青春期了！其实，阴毛的作用比你想象的要多。

首先，阴毛可以在衣物和皮肤之间形成一道缓冲区，它可以帮助你调节身体的温度，保证空气的流通，这样外阴就可以"呼吸"了（私处喜欢干燥通风的环境）！

其次，阴毛可以减少皮肤受到的摩擦。当你进行体育活动时，它就会派上用场。很多人误以为剃掉阴毛可以减少摩擦，但实际上并非如此。

最后，阴毛还可以挡住灰尘和细菌，防止它们进入你的身体——这就像睫毛保护着眼睛一样！其实，你的整个内阴和外阴系统都有自己的微生物生态系统（也可以叫作"微生物群"），能够进行自我清洁。而阴毛是最外面的保护层，它能够维持健康的酸性水平，有助于防止"坏"细菌的入侵。

分泌物

你有没有在内裤上发现过分泌物呢？这其实也是阴部自我清洁系统产生的。它不仅可以清除阴道上皮脱落的旧细胞和碎屑，而且可以使阴道呈酸性环境，抑制细菌的生长繁殖。另外，它还可以起到润滑作用，以保护生殖器的清洁和健康。阴道分泌物只是青春期变化的一部分，它首次登场的时间预计在乳芽出现后的12～18个月，随着第一次月经的来临，它会逐渐增多。

与此同时，它的出现也在向你发出信号，提醒你阴道在那里！我们并不能在外部观察到阴道，正对内裤裆部的部位只是外阴。阴道是外部世界通向子宫的肌肉通道，月经和分泌物都是从那里排出的。

阴毛脏吗？我应该如何清洗？

当然不！阴毛并不脏。但它们确实会产生一种被称为"费洛蒙"的化学物质，可以起到传递信息的作用。从理论上讲，费洛蒙可以增加我们对异性的吸引力，但我们也不用把费洛蒙想得太过神秘，它只不过是一种激素而已。

你可以经常用温水进行清洗，这完全可以保持它们的清洁度。任何含有肥皂成分的洗剂都会伤害阴道微生物群，所以不要随便使用洗剂等产品。

我可以修剪它们吗？

可以！修剪或者剃掉它们都是你自己的选择，完全不关别人的事！你可以使用剪刀稍微修剪一下（务必要小心），但是我们并不建议剃光阴毛。因为此处的皮肤是非常敏感的，使用剃毛刀、脱毛膏或脱毛蜡纸的话，很可能会带来严重的瘙痒、毛发向内生长或者皮疹等问题。

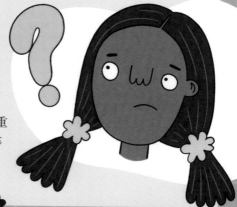

关于胸部的传言

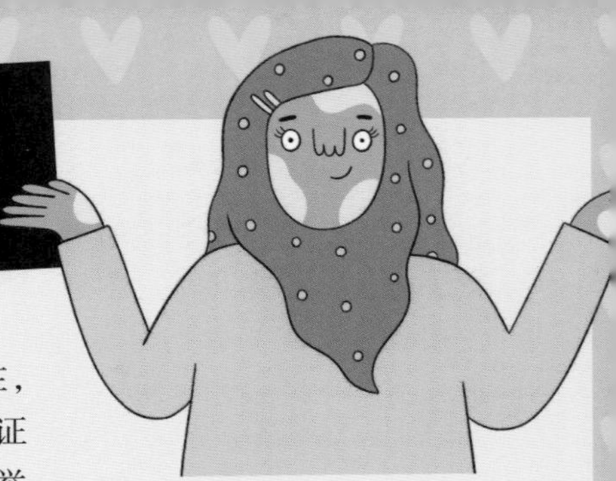

关于胸部的传言一直都存在，即使有很多可靠的科学依据可以证明它们并不是真的！我给大家列举了一些：

吃鸡肉会导致胸部提早发育

假的！

我听说多吃鸡肉会让胸部变大，但我并不相信！但是如果你希望它是真的，那它就是真的。

——格雷西，14 岁

我的姐姐和姑姑都告诉过我一定要多吃鸡肉！虽然我并不胖，但是比较结实，胸部也很丰满。之所以这样，我觉得是因为我吃了很多鸡肉！而且很多大人都这么说！

——斯凯拉，23 岁

传言是这样的：养殖场会给鸡注射激素让它们生长得更快。所以孩子们吃鸡肉的话，就会摄入一定剂量的激素，导致她们的胸部提早发育。在这里我至少可以提出两个事实来反驳这个说法。

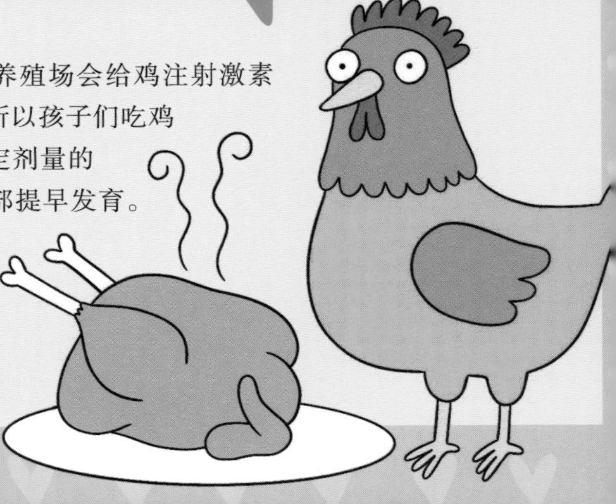

首先，在澳大利亚给鸡注射激素是**违法的**，这一法规已经执行了长达五十多年（我国也有相关法律规定"禁止在饲料和动物饮用水中添加激素类药品"）；其次，即使真的给鸡注射了激素，那么高温烹饪的方式也会使激素失去活性。（生鸡肉是绝对不能吃的，因为它会让你生病！）

内分泌干扰物会导致胸部提早发育

暂不能确定真假。

一些科学家和医生发现，相较于过去的人，现代人胸部发育的时间提前了一些，而青春期的其他方面比如月经初潮的时间，近百年来都未发生过真正的改变。现在已有科学依据表明，某些化学物质可能是导致胸部提早发育的原因。激素是人体内分泌系统的重要组成部分。由于这些化学物质可能会阻断或改变身体的某些激素分泌，因此被称为内分泌干扰物。导致胸部提早发育的罪魁祸首应该是某些含有内分泌干扰物的塑料，这些塑料可能被用于制作装食物的容器。另外，还有一些内分泌干扰物会被用于制作化妆品和香水。但是仅仅是这些化学物质的使用并不能让胸部突然发育，否则所有人不论男女老少都会出现胸部发育的现象了。

还有一些科学家认为，当含有此类化学物质的塑料容器与食物一同加热时，它们才有可能会被释放出来。与此同时，一些专注于研究青春期生长发育的专家（以及环境领域的专家）表示，不使用此类塑料制品是有益的。

假的！

在我小时候，伙伴们之间流传着一个有趣的传言——运动和念"咒语"可以使胸部变大！你需要一遍一遍地前后摆动手肘，口中反复念叨着："我们一定一定一定可以增大胸围！"

但是，长大之后我才了解到胸部的大小主要取决于脂肪组织的多少，而运动根本无法起到增加脂肪的作用，却可以让脂肪变少。也就是说，运动只能使它变小，或者锻炼到深层的胸肌，从而营造出胸部挺拔的视觉效果。

仔细想想，我身边似乎没有人**真的**相信运动可以让胸部变大，而这类活动更大的作用是让女孩之间的关系变得更融洽。想象一下，你和朋友们一边做运动，一边念"咒语"，然后大家聊天、打闹、笑得前仰后合的样子。

穿文胸睡觉会导致乳腺癌　　假的！

　　你可能还听说过另一个传言，那就是穿着文胸睡觉会对身体不好，但事实并不是这样的。穿任何过于紧身的衣服睡觉都会让人感觉不舒服，第二天还会留下勒痕，但是穿文胸睡觉不会对你的身体造成任何伤害，也不会导致胸部下垂，更不会诱发癌症。任何类型的文胸，包括衬垫文胸、小背心、无痕文胸等都不会。睡觉时穿一件能让你感到舒适的文胸是完全没问题的。一般来说，只要你自己感觉舒适、不紧绷就可以。

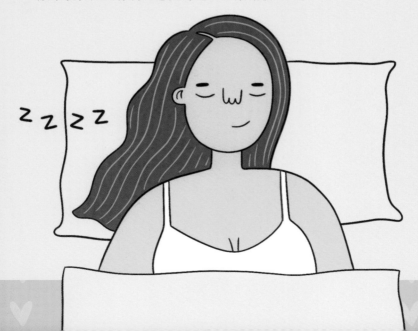

趴着睡觉会阻碍胸部发育

假的！

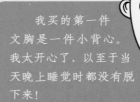

趴着睡觉绝对不会影响胸部的发育。最有益于胸部健康发育的睡眠姿势就是你觉得最舒服的姿势。

> 我买的第一件文胸是一件小背心。我太开心了，以至于当天晚上睡觉时都没有脱下来！
>
> ——克莱姆

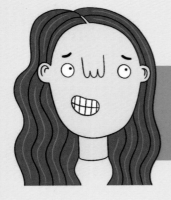

> 这不是我自己的问题，而是我朋友的。她的胸部很小，而且喜欢趴着睡觉！她担心这可能是趴着睡觉造成的。
>
> ——劳拉

睡觉时将手机放在卧室里会导致乳腺癌

假的！

任何关于手机和癌症的研究中，都未曾发现手机与乳腺癌之间有什么联系。

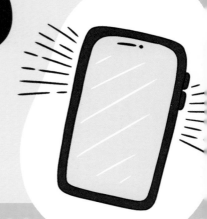

　　手机是通过使用射频辐射来工作的。不同类型的射频辐射被广泛应用于电视和无线电广播、无线网络、蓝牙以及其他的日常设备，也包括 5G 网络。地球、太阳和天空也会发出自然形成的射频辐射。通常来说，射频辐射对人体是安全的。

　　由于人们打电话时通常会将手机放在离头部很近的位置，科学家和研究人员多年来对手机做了大量研究，以确认手机是否会增加人类患脑瘤的风险。澳大利亚及一些海外重要卫生和癌症权威机构目前认为，使用手机与癌症（包括儿童癌症）之间没有直接的关系。由于技术不断更新换代，研究也从未停止。专家建议，使用手机时可以通过使用耳机、扬声器等，尽量使其远离头部，这样就可以在一定程度上减少辐射量。与此同时，蓝牙耳机也如雨后春笋般大量兴起（使用这些耳机也被认为是安全的）。

　　尽管如此，仍有许多关于青少年的调查报告显示，父母告诉他们，睡觉时将手机放在卧室里会导致乳腺癌！

从是否引发癌症的角度来看，将手机放在卧室里是安全的。你不会因此而患上乳腺癌、脑癌或是其他癌症。

我们认为父母之所以一直坚持对孩子讲述这个传言，是因为他们想阻止孩子们沉迷手机、熬夜刷屏。（这确实是个不错的主意，但是很抱歉……我不得不讲出实话，它是假的。）

胸部是所有女性的敏感部位

假的！

这是一个根深蒂固的误解，许多人都认为胸部是所有人的敏感部位，尤其对女性来说。

但实际上并不是这样的！每个人都是不一样的，有些人的确喜欢被触摸胸部，有些人则对此没什么感觉，而且还有很多人非常反感被触摸胸部。

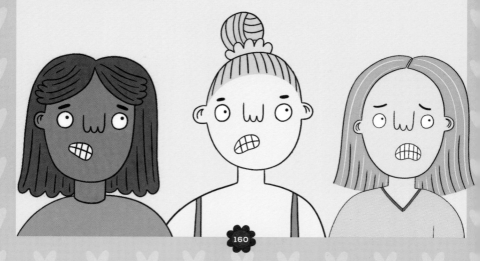

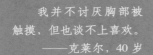

我并不讨厌胸部被触摸，但也谈不上喜欢。

——克莱尔，40 岁

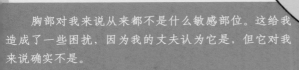

胸部对我来说从来都不是什么敏感部位。这给我造成了一些困扰，因为我的丈夫认为它是，但它对我来说确实不是。

——瓦拉斯卡

尊重别人的想法是非常重要的，不要将自己的想法施加在他人身上。无论做任何事，一定要先问问对方，弄清楚对方的态度很重要！

——阿努克，18 岁

我讨厌别人碰我的胸部！即使是伴侣，我也不太喜欢。不知道为什么很多男性总是固执地认为女性就是喜欢这样，但事实根本不是这样。以我为例，我就很不喜欢！

——迪迪，25 岁

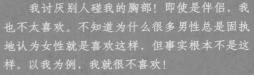

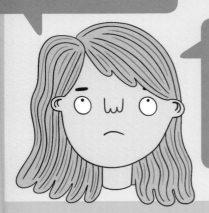

很多男性通常都会认为女性的胸部是敏感的，但是随着你的不断成长，你需要忘了这个说法，因为这是属于"直男"为女性下的定义。但这种定义并没有考虑过女性的感受。另外，我想告诉你的是，永远不要忽略自己的感受，无论什么时候，都要把自己的感受放在第一位。

——斯凯拉，23 岁

并不完全是真的。

　　随着时间的推移，胸部可能会因为遗传、年龄、大小或重力等原因而下垂。另外，体重的大幅度增减也可能会导致胸部下垂，尤其是怀孕期间。出现这种情况的原因是给胸部提供支撑的乳房悬韧带被拉伸后弹性下降。一旦乳房悬韧带被拉伸到一定程度，就无法恢复到原来的状态了。但这也并不是一件多糟糕的事——只是你生活中很小很小的一部分。

　　目前还没有科学依据可以证明，白天穿文胸对防止胸部下垂有多大帮助，但是晚上穿文胸睡觉肯定不能防止胸部下垂。另外，人们普遍认为，运动时过度弹跳会导致乳房悬韧带被拉伸。因此，如果你想防止胸部下垂（以及减少运动带来的疼痛），可以在运动时穿一件合身的运动文胸。

　　如果你不喜欢胸部下垂的样子，有一种特别简单有效的方法可以帮助你进行改善，猜猜是什么呢？是的，就是穿文胸！

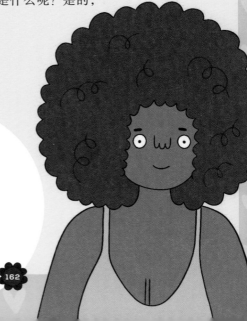

请记住：

无论什么时候，不管你在哪里，你的胸部都是最漂亮的！你自己的看法才是最重要的。

我好像生病了

我们的胸部常常会出现这样或那样的状况：出现小肿块和小疙瘩；长出许多小毛毛；突然觉得胸部痒痒的或痛痛的；再或是乳头莫名其妙地渗出东西……这些状况可能会令你不太舒服，但是大多数时候，这并没什么好担心的。胸部跟身体的其他部位一样，时不时也可能会有点儿小毛病，需要看看医生。

如果你也遇到了下面介绍的这些情况，那么你最好找个信得过且处得来的医生做一番检查。有的时候医生可能会建议你做验血、超声波等检查。之所以推荐你去看医生，主要是因为这样你可以更加安心，不再为此忧心忡忡。

另外，说到看医生这件事，我非常清楚，一个人去看医生是非常需要勇气的。但是就跟考驾照、穿文胸一样，这些都是你成为大人的标志，你总要慢慢学着一个人去面对、去完成很多事情。而且这只是时间问题而已——看你是想现在就勇敢地迈出这一步，还是打算过段时间再尝试。在这本书第140页，我们讲到了跟医生讨论这个话题时，你需要了解的一些内容。

小肿块

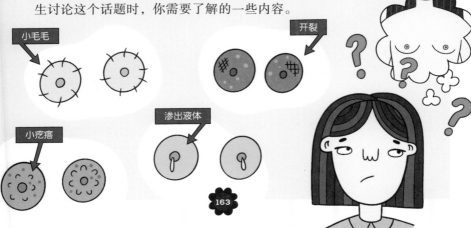

小毛毛

开裂

渗出液体

小疙瘩

你知道吗？在看医生的过程中，你完全可以自己决定要不要留个大人陪你一起待在房内。全世界的青少年健康专家都认为：如果青少年在看诊时，监护人不在房内的话（除非他明确希望自己的监护人也在场），那么医生最好多花些时间跟这位青少年交谈一下，这样可以更好地帮助和照顾到他。有的青少年可能会觉得自己已经足够独立了，一个人看医生，反而没那么拘谨，会更愿意敞开心扉跟医生沟通。但即便监护人不在房内，他的参与也是必不可少的，因为医生可以通过询问监护人了解到更多的信息。比如，监护人可能对家族病史更加了解，也可能更清楚一些被孩子遗漏掉的细节。所以说在整个看诊过程中监护人可以不在房内，但是医生需要在看诊前后跟他们简单交谈几句。

另外，如果当着医生的面会让你感到紧张不适，那么这个时候，远程医疗的优势就体现出来了：你不用去诊所或医院和医生面谈，可以直接进行线上看诊。如果有需要，你甚至可以直接给医生打电话。而且，你还可以事先做好笔记以便更好地跟医生沟通。比如，你可以列一些症状，写一些你关心的问题或你想跟医生说的要紧事等。

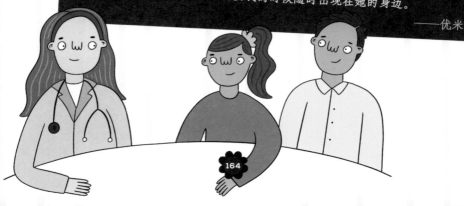

我女儿有时一到医院或诊所就紧张得不得了，所以我经常会陪着她在房间里一起看医生。我会特别留意她说了什么，等到她把一些关键信息都跟医生讲完之后，我就会问她："要不要我先去外边等你。"一般她都会点头同意，然后我就会离开房间，坐在休息室里等她。我觉得这种做法既能尊重她的隐私，又可以在她需要我的时候随时出现在她的身边。

——优米

胸部长出很多小毛毛

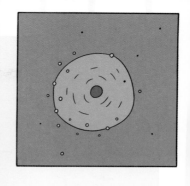

乳头周围那圈颜色比较深的地方，叫作乳晕。在乳晕周围长有少量的毛囊。在你童年的时候，这些毛囊只是静静地待在那儿"无所事事"；等你进入了青春期，它们就"蠢蠢欲动"了。它们摸起来可能有点像腋下的毛毛，都是粗粗硬硬的。如果你在胸部发育的过程中，突然发现自己的胸部长出了小毛毛，真的不用担心，这说明你身体里的激素正在尽职尽责地发挥着作用呢！

在某些特殊情况下，激素失调会加速这种小毛毛的生长。可能上一秒还只有两三根，下一秒就翻了两三倍。别怕！每个人在青春期时身上和脸上都会经历这样的变化，尤其在男生身上表现得更加明显。

但是如果你觉得自己胸部上的毛毛比一般人多，那你不妨观察一下身体其他部位的毛毛——比如胸口处、腹部下方（尤其是腹部中线）等位置。理论上来说，女性身上这些部位都不太会长出毛毛。但是，假如这几个部位也长出了毛毛，那极有可能是由一种叫作"多囊卵巢综合征"的疾病引起的。通常，多囊卵巢综合征还会给人带来月经不规律、脸上长痘痘、体重问题（尤其是肥胖和减肥困难）、脱发问题等困扰。除此之外，某些药物、激素也有可能导致胸部的毛毛过多。

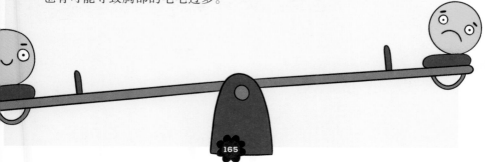

每个人的胸部都是不一样的，有些人的胸部一直都是那种疙疙瘩瘩的，而有些人的胸部里会慢慢长出之前没有的小肿块。但你不用紧张，一般来说，20 岁以下的女生几乎不会得乳腺癌。

"胸部里会溜走的小老鼠"

普遍而言，青少年胸部里的肿块基本上都属于纤维腺瘤。纤维腺瘤在青春期女生中出现的概率只有 2% 左右。最重要的是，它是良性的——意思是，这根本就不是癌症！而且，就算胸部里有纤维腺瘤，也并无大碍，因为这完全不会增加你得乳腺癌的概率。

> 大概在一年前，有一次我在洗澡的时候摸到了胸部里面有一个会移动的小硬块。
>
> ——罗莎，13 岁

你知道吗？假如你有纤维腺瘤，那么它通常只会出现在一侧胸部，并不会同时出现在两侧。另外，纤维腺瘤多数会长在胸部靠上偏外侧的地方，它们大小不一，小的直径仅有几毫米，大的直径能有几厘米，极少数情况下，有的甚至能长到直径 5 厘米！而且，纤维腺瘤会随着月经周期而变化，也就是说，在月经即将到来之前，肿块会变得更大一些，而月经一来，它们就逐渐变回原来的大小。

不过，可别小看了它们，这些肿块可都是"小滑头"！你的指尖一碰到它们，它们就会立马"溜走"。因为它们会在被抓住之前迅速"逃跑"，所以医生们也把纤维腺瘤叫作"胸部里会溜走的小老鼠"。

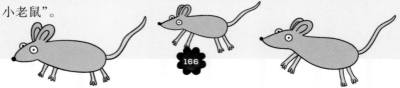

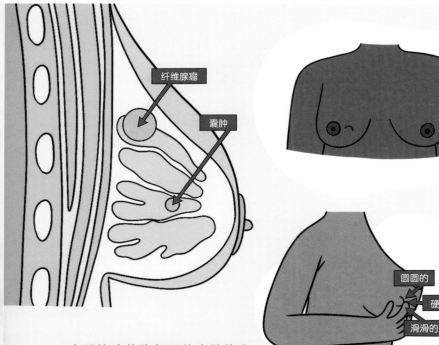

纤维腺瘤

囊肿

圆圆的

硬硬的

滑滑的

为了搞清楚胸部里的小肿块究竟是不是纤维腺瘤，医生会让你做一个乳腺超声波检查，来观察一下这个肿块的大小和结构是什么样的。有时医生可能还会让你做个"**活组织检查**"。

随着时间的推移，很多小肿块会越变越小，直至渐渐消失不见。不过它们也有可能会越变越大，到那个时候，你也可以考虑通过手术的方式把它们摘除掉。

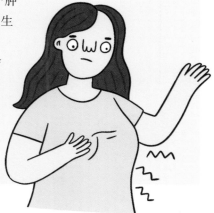

"活组织检查"是什么？

"活组织检查"就是用一根很细很细的针从肿块中取出一些细胞进行检查，从而更明确地判断它们到底属于哪种组织。看到这儿，你可能被吓得汗毛都竖起来了吧！我知道这听起来确实有点恐怖，但实际上整个过程并不会很痛，就算真的会痛，也只是轻轻地痛一下而已。而且做检查用的针真的非常细，就好像蚊子的口器那么细。如果你真的特别怕疼，做检查的时候还可以让医生帮你做局部麻醉，这样你的皮肤和组织就会暂时失去知觉，你也完全不会感觉到痛了。（打麻醉针可能也会有一点点刺痛，但是在一分钟之内麻醉药就能起效，你也就不会觉得痛了。）

"乳房X线检查"又是什么？我需要做吗？

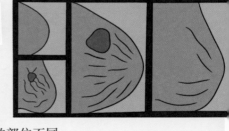

顾名思义，"乳房 X 线检查"就是用 X 线给胸部做检查，就跟用 X 线检查脚踝、手腕有没有骨折差不多，唯一的区别就是检查的部位不同。

对青少年来说，如果在胸部里面发现肿块，其实我们并不推荐做乳房 X 线检查，还是比较推荐做超声波检查。因为青少年得乳腺癌的概率非常小，而且通过超声波检查，医生可以更容易观

察到他们胸部内部的状况，更准确地
判断肿块形成的原因是什么。

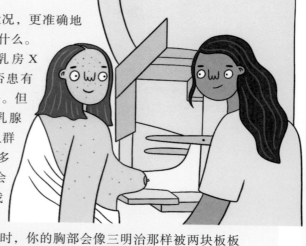

青春期结束后，乳房X
线检查就是检测你是否患有
乳腺癌的重要手段之一。但
是你不用感到惊慌，乳腺
癌在50岁以上的女性人群
中发生的概率更大。大多
数情况下，我们并不会
接触到这个检查，但我
们需要稍微了解一下。

在做乳房X线检查时，你的胸部会像三明治那样被两块板板
夹住几秒钟，这期间医护人员会给你的胸部拍X线片，医生通过
X线片可以更好地观察到胸部里面的状况。老实说，这个过程的
确是挺难受的，所以你要是想发发牢骚、埋怨一通，我是完全能
够理解的。当然，你要是想在"经历一番苦难"后好好犒劳自己，
奖励自己一个甜甜圈也完全没问题！但话说回来，真的不用太过
担心，这个检查很快就可以结束，一般每侧胸部拍两张X线片就
差不多了。如果你的胸部出现了以下这些症状，一定要去医院做
一下乳房X线检查。要是你的年龄在35岁以下，医生可能
会建议你做乳腺超声波检查。

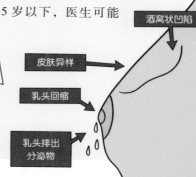

皮肤异样

乳头回缩

乳头排出
分泌物

酒窝状凹陷

在澳大利亚，所有
年龄在50岁到74岁之间
的女性，每两年都可以免费
做一次乳房X线检查。

胸部里的囊肿

你可以把"囊肿"理解为装满了液体的小袋子，就像是一个装满水的迷你小水球一样。当我们在青春期的时候，随着乳腺组织的不断发育，胸部里就可能会长出囊肿（或称乳腺囊肿）。乳腺囊肿也会受到月经激素的影响。初潮之后，这些"小水球"的大小可能就会随着月经周期发生变化：先慢慢变大，再渐渐缩小，然后跟着月经周期的脚步，就这样循环往复。但有的"小水球"可能一心只顾着长大，忘记缩回去了，那么你就会摸到一个软软的甚至还有点结实的肿块（不过绝对不是那种硬硬的质感）。而且，触碰它的时候，你还会觉得有些痛痛的。

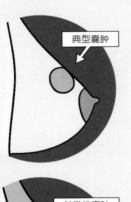

典型囊肿

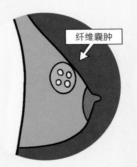

纤维囊肿

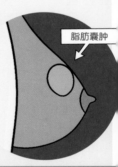

脂肪囊肿

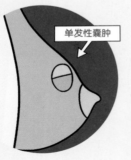

单发性囊肿

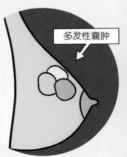

多发性囊肿

大概40岁的时候，我觉得我的胸部经常有酸痛感。我跟医生说了之后，他们觉得这个情况不太对劲，就安排我去做了个活组织检查。结果，他们在我的胸部里发现了一大堆我以前压根不知道的囊肿！幸运的是，这并没什么大碍。

——洛婭

大部分的乳腺囊肿并不需要进行治疗，它们一般自己就会消失。如果你感觉到了疼痛，那么不妨听听医生们的建议：第一，可以遵医嘱服用一些类似于治疗痛经的镇痛药；第二，尽量穿一些觉得舒服自在的文胸。

胸部纤维腺瘤和囊肿可能会时不时地令你感觉有点儿疼，尤其当它们越长越大的时候，疼痛感也会愈发明显。如果医生觉得有必要的话，会建议你做手术把它们摘除掉。

发育过程中的胸部疼痛

胸部在发育的过程中，它会变得有些"脆弱"，你会时不时地觉得那儿酸酸的、痛痛的、痒痒的。虽然这种感觉的确让人挺不舒服的，但都属于正常现象。因为此时身体里有一个你从未发现过的组织正在一点点生长，你的皮肤也因此在不断被拉扯。

> 去年年中那会儿，我的胸部开始发育起来了。当时我感觉那里有点儿痛，但又不是特别痛，反正就是那种隐隐的却又让人无法忽略的疼痛。
>
> ——格蕾丝，13 岁

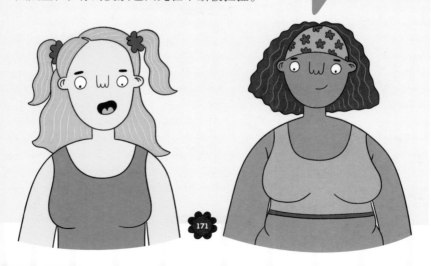

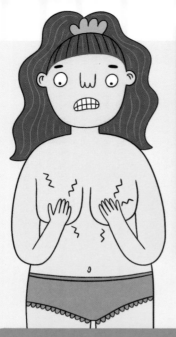

在我十一二岁刚刚进入青春期那会儿，我的胸部就开始发育了。你能了解吗？那个地方开始越来越痛，然后胸部突然就凸了出来，那里变得鼓鼓囊囊的。在胸部真正发育好之前，我那里总是痛痛的——倒不是那种持续的痛，大概一个月会痛几次。这并没什么规律，它们时不时地就突然痛起来了。不过，我上初二以后，胸部就慢慢地不怎么痛了，它们就自顾自地生长着，我几乎没什么太大感觉，也不再留意了。

——霍丽，15 岁

刚开始发育的时候，我的胸部会痛痛的，简直是一碰就痛到不行。虽然我也跟妈妈提起过这件事情，但多数时候我还是会跟双胞胎姐姐讨论胸部的问题。其实我特别希望快点变成大人，所以换个角度想想，胸部疼痛对我来说也算是件好事吧。

——劳拉

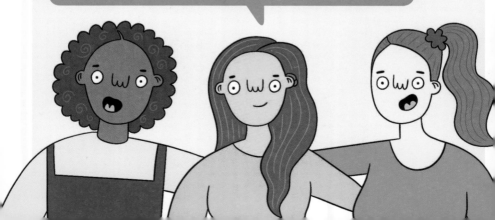

几乎每月一次的胸部疼痛

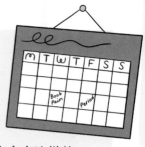

　　有些人来了月经后，胸部就会出现周期性疼痛。之所以说是"**周期性**"的，是因为它的出现与月经周期紧密相关。到了某个时间节点，你就会觉得胸部开始痛痛的，但是到了另外一个时间节点，这种感觉又会消失。一般来说，十个女性中大概有七个人会有这样的经历。换句话说，这种情况可太普遍啦！你会发现在月经开始前的那几天，胸部会变得比平时大了一些，还会有酸酸胀胀的感觉。不过月经一来，这种感觉就消失了，一切又恢复原状了。

　　因为一到日子胸部就会痛起来，所以每个月我都会被折磨！
　　——莉莉，17 岁

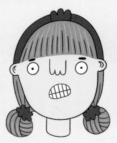

　　现在唯一困扰我的问题就是：每次来月经之前，我的胸部就会变得超级超级痛！
　　——艾诺珂，18 岁

　　掌控着月经周期的那些激素就是造成胸部疼痛的"罪魁祸首"！胸部一疼常常就是左右两边都疼，甚至到腋窝那一块都是酸酸胀胀的。胸部疼痛的程度也有所不同，可以分为轻微、中度和剧烈疼痛这三种。在剧烈疼痛的情况下，不管是轻轻碰到还是无意碰到，你都会有无比酸痛的感觉。另外，有些人的胸部会比较偏"纤维囊性"，那么每次月经前，她们的胸部会比一般人更容易酸痛。

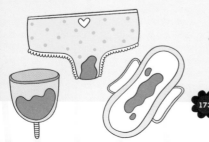

　　我的胸部在来月经前一周会变得更大，还会出奇地酸痛，痛到我碰都不敢碰！要是别人的胳膊肘不小心碰到了我的胸部（当然并不是故意的），我绝对会痛到眼泪都流出来！
　　——百诺

173

如果这种周期性的胸部疼痛一直困扰着你,那该怎么办呢?你可以去药店买一些非处方药,看看有没有一种叫作双氯芬酸的外用凝胶(涂抹在胸部可以缓解疼痛),或者去买点口服的镇痛药。你还可以换上支撑力比较好的文胸,这样可以在一定程度上减轻疼痛。但是,有时这种与月经周期有关的胸部疼痛确实会严重到需要去看医生,请医生给出明确的诊断。在这种情况下,你可千万不要忽视看诊和吃药(这里是指医生开具的处方药)的重要性啊!

还有哪些原因会让你的胸部痛痛的呢?

有时,胸部疼痛跟胸部本身和月经周期没多大关系,而是其他的一些原因导致的。比如,胸部肌肉的拉伤、胸部下方肋骨的扭伤、胸部周边部位的挫伤等,这些都有可能造成胸部疼痛。要是胸部受伤了,当然也会痛呀!比如,你被飞过来的足球砸中了胸口。另外,对胸部比较大的人来说,胸部不适甚至疼痛,也有可能是起到支撑作用的韧带被拉伤导致的。

除此之外,要是皮肤和皮下组织感染了,也会引发剧烈的疼痛。这时皮肤还会出现发红、发烫的现象,就像皮肤划伤、蚊虫叮咬都有可能造成这类感染。但是请放宽心,这种情况很少见,几乎只会发生在刚刚做完手术或者得了免疫系统疾病的人身上。

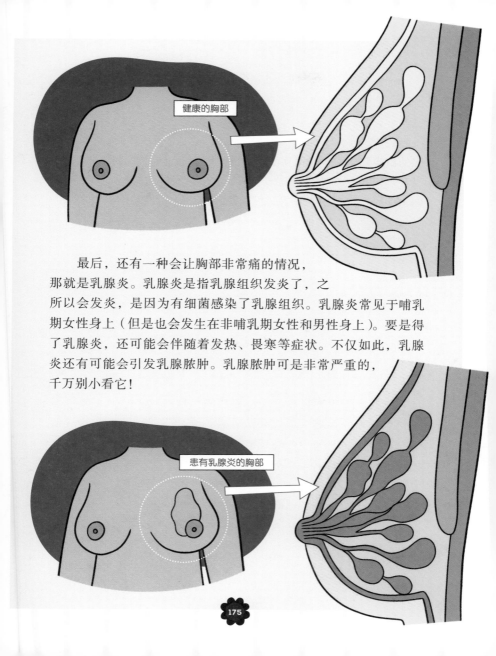

健康的胸部

最后，还有一种会让胸部非常痛的情况，那就是乳腺炎。乳腺炎是指乳腺组织发炎了，之所以会发炎，是因为有细菌感染了乳腺组织。乳腺炎常见于哺乳期女性身上（但是也会发生在非哺乳期女性和男性身上）。要是得了乳腺炎，还可能会伴随着发热、畏寒等症状。不仅如此，乳腺炎还有可能会引发乳腺脓肿。乳腺脓肿可是非常严重的，千万别小看它！

患有乳腺炎的胸部

胸部渗出东西怎么办?

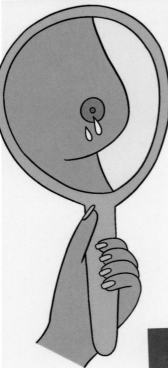

乳晕上有一块很小的地方,你要是用手挤压,那里就会有一丁点儿乳白色的东西分泌出来。我从来都不纠结这个,因为这些乳白色的东西并不是从乳头里边冒出来的,而是从乳头旁边的某个地方出来的。确切地说,这个地方既没有长疹子,也没有发炎,更像是装满了油脂的毛囊。

——克兰姆,39岁

要是你发现乳晕那里冒出了一些油脂状或者蜡状的东西,大可不必担心。因为这些东西是从一个叫作"蒙哥马利腺"的部位分泌出来的,而它的作用就是为了滋润和保护乳头。这个部位一般很小,小到你都不太能注意得到。

我明明没有宝宝,为什么会有乳汁一样的东西从乳头里出来呢?

别着急,首先你要分清楚,这东西究竟是从乳头中间出来的,还是从刚刚提到的蒙哥马利腺里出来的。如果是后者,而且还是那种油蜡质感的分泌物,那就属于正常现象。

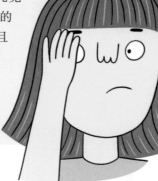

青春期的时候，如果你挤压乳头，那儿就会渗出一些透明质地的液体，这种液体的颜色可能是黄色、灰色或是白色。乳头之所以会分泌这种液体，是因为一种叫作"催乳素"的激素，它的作用是刺激乳腺组织分泌母乳。不过，一般都是在怀孕之后或是在一系列复杂的激素作用下，我们的身体才会产生催乳素。如果你现在并没有怀孕，但是乳头却有类似于乳汁的东西或者透明的液体渗出来，那么你最好去医院检查一下催乳素水平。通常，催乳素瘤（一种制造催乳素的细胞）偏多、激素失调、药物副作用、压力过大等原因都有可能让你体内的催乳素水平过高。

我 18 岁的时候被查出患有"高催乳素血症"。简单来说，这种病就是指一个人血液中的催乳素水平过高。因为催乳素这种激素的主要作用就是在生完宝宝之后促进母乳的分泌，所以对怀孕的人来说，体内催乳素水平高是个正常现象，但对我这样一个 18 岁且压根没怀过孕的人来说，就十分不合理了呀！毫不夸张地说，我当时真的看到过自己的乳汁！而且有好几回。这种情况真的特别令人尴尬！当医生第一次查出我得了高催乳素血症的时候，我就专门去医院做过一次磁共振检查，然后前两年我又去做了一次这个检查。这两次磁共振的影像都很清晰，医生们也说不准我的病到底是由什么原因引起的。

——艾丽克丝，36 岁

对青少年来说，如果乳头中间有透明的、偏黄色的，或者带血的液体渗出来，那么有可能是下面这三种不常见的情况引起的。首先，可能是乳头里面长了一种叫作"乳头状瘤"的小东西；其次，可能是得了"乳腺导管扩张症"，也就是说，乳腺导管的分泌物异常增多，刺激乳腺导管扩张，使分泌物溢出导管外，并在乳腺导管周围逐渐堆积起来；最后，可能是胸部发炎，发炎的时候胸部不仅会有东西渗出来，还会痛痛的。

总之，排除怀孕的情况，如果青少年的乳头有东西渗出来的话，那么我还是比较建议去医院请医生帮忙看看究竟是什么原因造成的。

但是，对于之前有过怀孕经历的女性，乳头里渗出来的东西大概率就是乳汁了。

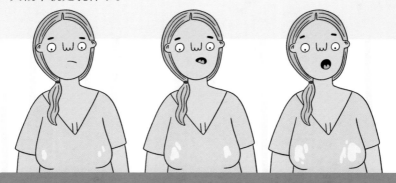

有一次，我本来只是想去检查一下胸部里是否有肿块，结果，就在检查的过程中，乳头居然渗出了类似于乳汁一样的液体！医生们都认为我这种情况十分严重，所以我又马上去做了一大堆检查，你猜最后怎么着？原来我一点儿问题都没有！医生们发现，乳头渗出来的东西，其实就是我怀孕生子那会儿没排干净的乳汁而已！只不过它们一直悄无声息地待在我的胸部里，过了两年才自己"跑"出来。

——纳迪亚

青春期之后，男生的胸部一直没消下去怎么办？

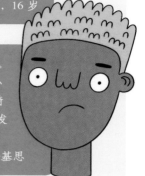

我的胸部在青春期发育出来以后，就再也没有消下去过。现在我都 39 岁了，还是甩不掉它们。这些年我的体重有了不小的变化，虽然曾经的确胖过，但如今却瘦了许多。而且我爱骑行、爱健身，身材称得上壮实。但是没办法，青春期那会儿发育出来的胸部依然挂在我身上。

——基思

进入青春期后，一半以上的男生都会出现胸部发育的情况，但大多数人只长出一点点，并不会特别明显。在这些男生中，十个有九个的胸部会在青春期结束之后慢慢消下去，只是每个人需要的时间不同，有的人只需要半年，有的人则需要两年。（另外，也有一小部分男生，即便成年了，之前发育出来的胸部仍然没有消下去。）对于这个问题，有些人并不在乎，有些人却一直很苦恼。苦恼的原因，可能是担心发育出来的胸部会影响自己的形象，也可能是害怕自己会有得乳腺癌的风险。不管出于什么原因，如果你真的特别纠结这个问题，那么最好去问问医生，医生不仅会告诉你它们之后会有什么样的变化、会给你分析它们会怎样影响你的心情、会建议你服用哪些药物，甚至还可能会跟你聊聊胸部手术的话题。当然，你也可以耐心地等待胸部自行恢复原样，但要是青春期都过去两年了，胸部还是没有消下去的迹象，那么你最好去医院检查一下。

家里人会因为我的胸部而肆无忌惮地嘲笑我，不管是爸爸妈妈还是我的姐姐，他们经常会拿我的身材开玩笑。我姐姐总给我起各种各样的外号（爸爸妈妈也不会管她），她最得意的就是"美胸女郎"这个外号！这是她根据女子组合"香蕉女郎"①编出来的。更过分的是，每次我妈妈听到我姐姐这么叫我，都会在旁边笑个不停。"美胸女郎"或许很适合给翻唱"香蕉女郎"歌曲的乐队当名字，但是很难想象用它来称呼一个男生。这真的很不恰当！尤其是在十岁到十四岁这个年纪，这正是一个男生对自己的外貌有着各种各样烦恼的阶段！

——马克

　　几年前我开始重新锻炼身体、练习骑行，坚持的效果非常明显——我的体重降下来了很多，唯一遗憾的是，之前发育出来的胸部还在那儿。今年年初我发现自己得了糖尿病，因为这个我又瘦了一大圈，都瘦到 16 岁以来体重的最低值了，但即便如此，之前发育出来的胸部依然还在。所以，我现在都已经不关心这个问题了，而且看得很开。管他什么外貌、长相，无论身体长成怎样都没什么好难为情的！我就是人类会有的样子啊！

——丹

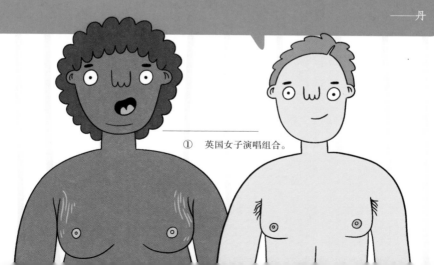

---

①　英国女子演唱组合。

给胸部变个样儿

很多人会因为身材而对自己不自信，有的人甚至想要改变或者调整自己的胸部，这一章我们就来讲讲那些可以令胸部变个样儿的方法。不过，我们并不建议你在心智不成熟的情况下冲动地改变它们，你可能只是暂时被自己周遭的小世界困住了，等你了解过更多的知识、见过更广阔的世界，就会意识到自己当时是多么单纯、多么幼稚了！（其实，爱自己才是最好的选择！）

我在青少年杂志上开设过一个叫作"多莉医生"的专栏，专门为遇到胸部困扰的少男少女们答疑解惑。在过去的 23 年时间里，我收到过许许多多的来信，其中大部分是咨询"我能不能改变自己的胸部"这一问题——这可太有意思了！我几乎从来没遇到过有人问类似"我可不可以改变双脚的大小？"这样的问题。

——梅丽莎博士

我承认青春期的我也曾因为身材问题自卑、焦虑过，当时觉得周围的一切仿佛都在提醒着我：你是不完美的。看着镜子里的自己，我的眼神会下意识地回避，甚至也冒出过做胸部整形手术的想法。随着年龄的增加，不知从何时起，我开始正视镜子中的自己，不再去批判、挑剔自己的身体，有时还会赞美、鼓励"她"说："今天你也辛苦啦！感谢你的陪伴。"我现在的朋友根本想象不到我自卑的样子，她们经常说："你阳光自信的样子真的很有生命力。"

——劳拉

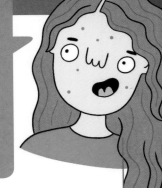

有的时候就是这样，人们在被情绪支配的时候是很难做出理性的判断的。所以，不要那么轻易地否定自己！一切都没你想得那么糟。深呼吸，平复一下心情，试着不要评判自己，你是一个有血、有肉、有思想的人。对身体来说，最重要的是健康，而不是被观赏。请学会悦纳自己！热情地拥抱生活，你就会发现生活的美好，一个眼里有光、热爱生活的人，一定是一个爱自己的人！

——阿丽

等你长大成人、学会为自己负责之后，再去考虑这个问题也不迟。另外，我还想要告诉你的是，做决定可能只是一瞬间的事，但每个决定背后都隐藏着你需要承担的后果，所以需要考虑清楚再做决定。

隆胸手术

隆胸也叫胸部填充，通过这个手术你可以改变自己胸部的样子，让自己的胸部变得更大。

用来填充胸部的假体其实是硅胶（一种塑料）做成的圆形袋子，如果袋子里面装的是无菌生理盐水，那么就是盐水假体；如果袋子里面装的是硅凝胶，那么就是硅胶假体。假体有各种不同的大小、形状，医生会在手术的过程中把它们放入胸部，也就是乳腺组织那里。

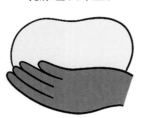

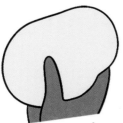

胸部填充手术通常需要一到两个小时。手术过程中，医生会在你全身麻醉之后，把假体放进胸部。放置的位置比较灵活，既可以把它放在乳腺组织和胸肌之间，也可以放在胸肌后面。手术完成后，大概需要六个星期你才能基本恢复。

放在乳腺组织和胸肌之间

放在胸肌后面

不管你问我们手术室里的哪位医生，都绝对不会有人想做隆胸手术。因为我们太清楚这个手术了，这可不是什么一劳永逸的美事，有得就会有失！

——佐治娜·孔拉特医生

做完胸部填充手术并不代表你就能高枕无忧了。要知道，胸部里面这些假体并不是"终身制"的，它们在人体内待得时间越久，带来并发症的可能性就越大，而有的并发症还需要手术治疗。所以，如果你做过胸部填充手术，那么每隔十到十五年就要把假体取出来换掉，这意味着在未来你可能需要做很多次手术，还有可能留下瘢痕。这么说吧！很多做过胸部填充手术的女性，到最后都得对胸部进行修修补补。

后续修补包括下面三种做法：

✦ 取出原先的假体，再换上新的。

✦ 重新调整假体的位置。

✦ 彻底取出假体，不再换新的。

除了修修补补之外，胸部填充手术还有一些其他风险，比如，有的假体周围可能会发生癌变，而且还是一种相当罕见的癌症。也正是这个原因，有些品牌的胸部假体直接被列入了黑名单。另外，乳头知觉丧失、乳头敏感度变化、假体周边乳腺组织硬化（单侧或者双侧都有可能出现），这些也都是隆胸手术潜在的副作用。

我跟所有来找我做隆胸手术的人都说过："不管你想要隆胸的决心有多坚定，都得先去咨询一下，等问清楚了再行动。千万不要被什么人或广告忽悠地头脑发热，或者还没了解清楚手术的利弊，甚至连照片都没看过几张，就急匆匆地跑来做手术。

——佐治娜·孔拉特医生

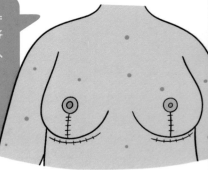

自从假体被放进我的身体之后，不仅旁边的皮肤上留下了瘢痕，胸部还变得极其僵硬。虽然看着还算过得去，但实际上每天我都觉得胸部就像灌了两坨水泥一样难受！天知道，我已经忍了它们快二十年了！虽说我并没有伴侣，但平时也会跟朋友们拥抱。只要我一抱她们，她们就会说："天啊，你的胸也太硬了吧！"这时候我就会更用力地抱紧她们！

——皮塔·弗兰德

杰西卡的成长故事

回首过去，我发现自己曾经是如此的自卑。我那时向医生咨询了一下胸部填充手术，医生介绍后跟我说："如果你想做胸部填充手术，我们可以把手术时间安排在两周之内。"我当即就点头答应了。

那时医生的确告诉过我，这项手术是有一定风险的，可能会发生感染、组织坏死等情况。他也提到了术后不能进行剧烈运动、要注意手术护理等问题。但在我的印象中，他并没有跟我说过，这个手术会增加患癌概率。另外，虽然医生提醒过我，胸部填充是一辈子的事情，但他却没说过之后还需要更换假体的事。

刚开始我妈妈其实不太支持我，她认为我这么做是因为对自己的外表感到不满，嫌弃她没能把我生得更好看点（她还挺伤心的）。

手术当天我既紧张又激动。手术过程也很顺利，似乎一下就结束了，醒来的时候我只是觉得浑身酸酸的，脑袋昏昏的。术后恢复的那个星期简直不堪回首，真的特别痛苦。因为我同时做了胸部提升和填充两个项目，手术之后，我的胸部不仅伤痕累累，还青一块紫一块的。等胸部恢复得差不多了，我再打量它们时，心里却满是欢喜！我还觉得有些自豪，因为这是我第一次深思熟虑做了这么大的决定，并且一个人勇敢地撑了过来。

　　另外，手术后的三个月内我得一直穿着"术后文胸"，也不能下水游泳。所以当我"重获自由"、穿回正常衣服时，我开心得手舞足蹈！而且我的内心也比从前强大了许多。我会更加坦然地穿自己想穿的、做自己想做的。

　　对了，我并没感觉到任何副作用。如果说这个手术对我有什么影响的话，那我最明显的感受就是：别人对我的态度不一样了。因为很多人对胸部丰满的女生都有一种刻板印象，想当然地认为她们不聪明、不专业。在这种偏见的驱使下，女性被生硬地分成了两种——无脑傻白甜和高智商普女，仿佛美丽与智慧是不允许集中在同一个女性身上的。

　　手术后我第一次回家过圣诞节时，我妈妈看着我说："你现在这样很美。这是你自己的身体，钱也是你自己挣的，你完全有权利自己做决定。妈妈希望你不要有压力，不要觉得改变自己是件需要藏着掖着的事。"这番话对我来说意义非凡！

　　我现在已经30岁了，刚才说的这些大概是三年前的事情了，当时的那股新鲜感早已褪去，我也不再像当时那样总爱穿显身材的衣服了。我从来都不觉得后悔，但如果再让我做一次选择，我可能还是会有所迟疑——因为它给我的人生带来了巨大的变化。

整形外科医生萨哈尔有话说

很多整形广告都把整形手术描绘成一件特别轻松的事，然而，真相并非如此。其实整形手术的风险还是相当高的，甚至会有人死于麻醉。所以，手术前你务必考虑清楚，千万要三思而后行。我会给所有想要做手术的人强调一遍手术风险，还会跟他们说："你们再确认一下，是不是所有细节都了解清楚了？"

在某些情况下，比如"筒状乳房"、过于不对称的胸部，或是胸部问题影响到个人心理健康等，进行胸部整形手术是很有必要的。

值得注意的是，胸部整形手术可能会导致感染和留疤，而且手术后需要至少三个月才能完全恢复。另外，其实大家很少会意识到——假体一旦放入体内，之后就有很大概率要进行二次手术。怀孕、长胖、变瘦这些情况都可能让胸部里的假体跟你现在的体型不再契合，那么这时就得再做手术更换假体了。

不过，我发现现在隆胸手术不怎么流行了，好像这代年轻人并不像以前的人那么热衷于填充胸部了。如果问我愿不愿意让我的姐妹、我的女儿去做隆胸手术，我的回答肯定是：不。

缩胸手术

缩胸手术属于外科手术，主要是通过切除部分乳腺组织、脂肪组织和皮肤的方法来缩减胸部的大小。如果胸部特别大，那么缩胸手术不仅能让整个胸部看起来更协调，也能让整个人感觉更舒适。手术一般要 2 ～ 5 个小时，需要在全身麻醉的前提下进行。

索妮娅的成长故事

　　从 13 岁那年开始，我就因为胸部太大而苦恼不已。16 岁时我萌生了缩胸的念头。我去咨询过医生，医生却说这个手术必须要等到 18 岁才能做。等到了 18 岁，我并没有立刻去做缩胸手术，一是因为手术费用实在太高了；二是因为我爸妈并不支持我做手术，他们觉得没有必要。但是，做缩胸手术的想法一直在我脑海中。因为过于丰满的胸部真的给我带来了太多困扰：为了固定住它们，我得穿运动文胸或者紧身小背心才行；为了避免走光，我得给每件上衣缝上暗扣……

　　34 岁那年，我终于攒够了钱，对胸部的忍耐也到达了极限！下定决心之后，我让妈妈陪我一起去了医院，听听医生的建议。当我解开衣服给医生看的时候，那种感觉就像心底最见不得人的秘密被曝光了一样。不过，整个看诊气氛还算融洽，医生十分专业，跟我聊了聊哪些缩胸方法比较适合我，说了说通常会怎么处理这类情况。

　　临近做手术的日子，我又开始莫名地紧张起来。我反复确认自己内心的真实想法，不断问自己到底想不想做这个手术。我还胡思乱想，担心手术出了差错没有成功怎么办？手术后变得更糟了怎么办？

　　缩胸手术也是一个大手术，术后还得捱过特别痛苦的恢复期。到底有多痛苦呢？我只能说，要是没有亲身经历过，光靠别人描述，你肯定想象不出究竟有多痛苦！做手术的时候，医生会以乳晕为起点，分别向下、左、右三个方向，以一个船锚的形状将胸部打开。这就会留下三条瘢痕。要是胸部过大，就需要切除更多的组织。

等我苏醒过来时，我发现胸部被完完全全地包裹住了。我之前根本没想到会这么痛，就算躺着都会痛。术后整整一个星期，我都得靠妈妈来照顾：妈妈得帮我翻身、得扶我起来、得帮我穿衣服等。等渐渐恢复好后，我不禁感慨：缩胸手术是我做过的最大胆、最明智的决定！手术之后，我的生活变得美好起来了：终于不用再去改衣服、加暗扣了；不用再穿运动文胸和紧身小背心了；不用再忍受韧带拉伤的疼痛。我可以穿正常的文胸，还可以穿款式漂亮的文胸！要知道，这么多年来我从没穿过一件无肩带文胸。

除了妈妈和我的两个闺蜜，我没有跟任何人说过这件事。所以，缩胸成功后的第一次出门，对我来说就像是一场仪式，一场只为自己举办、只有自己参加的仪式！重新走在街头的感觉实在是太美妙了，我仿佛开启了人生的新篇章！

现在我对自己的状态特别满意。之前那么多年，我大大低估了胸部给我造成的困扰和影响。我觉得自己很了不起——因为我是为了自己才勇敢地做出这个决定的！我不后悔自己所做的决定，这是我发自内心的愿望，而且的确让我变得更自信开朗了。

男性也可以通过缩胸手术来治疗"男性乳房发育症"。男性乳房发育症表现为，青春期已经过了很久，身材明明很瘦的男生，却还有着明显的胸部。那么在这种情况下，这个男生就可以去做缩胸手术，他可以选择吸脂的形式，就是将胸部里面的脂肪抽除，但不切除乳腺组织，也可以选择切除乳腺组织的方式。当然，某些情况下也会把这两项手术结合起来同时进行。

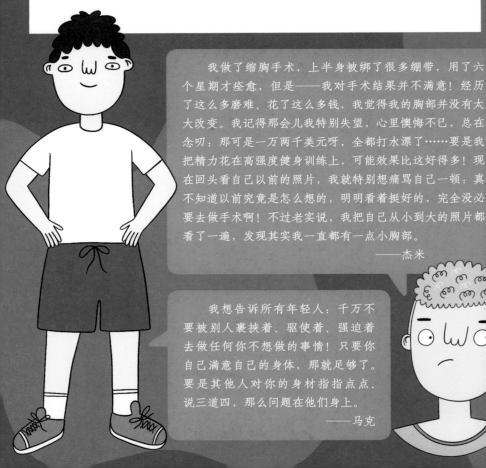

我做了缩胸手术，上半身被绑了很多绷带，用了六个星期才痊愈，但是——我对手术结果并不满意！经历了这么多磨难，花了这么多钱，我觉得我的胸部并没有太大改变。我记得那会儿我特别失望，心里懊悔不已，总在念叨：那可是一万两千美元呀，全都打水漂了……要是我把精力花在高强度健身训练上，可能效果比这好得多！现在回头看自己以前的照片，我就特别想痛骂自己一顿：真不知道以前究竟是怎么想的，明明看着挺好的，完全没必要去做手术啊！不过老实说，我把自己从小到大的照片都看了一遍，发现其实我一直都有一点小胸部。

——杰米

我想告诉所有年轻人：千万不要被别人裹挟着、驱使着、强迫着去做任何你不想做的事情！只要你自己满意自己的身体，那就足够了。要是其他人对你的身材指指点点、说三道四，那么问题在他们身上。

——马克

你会凭借一个人的外表来判断他的性别吗？人们看见有胸部的人就会下意识觉得对方是女生，而看见对方胸脯平平就会默认对方是个男生。看到长头发的人就会下意识觉得对方是女生，而看见短发的人就会下意识觉得对方是男生。当看见一个长头发、平胸、留着胡子的人时，很多人可能会出现认知上的混乱。某些人还会因为这种混乱说出伤人的"玩笑话"。

正如我们在这本书中反复强调的那样，大千世界，各种文化多元而灿烂，人们也因不同而美丽。摒弃性别的刻板印象，人也会变得更加包容、更加豁达。

我之前一直没觉得胸部跟性别有多大关系，所以并不觉得胸部给我带来过什么困扰。只不过因为胸部发育得比较早，我会觉得有点儿不好意思。我小学的时候还被其他同学嘲笑："你长了胸部呦！"

——斯凯拉，23 岁

嗯……他（她）长得跟我想象中的差不多。

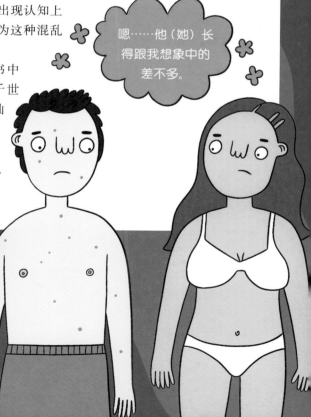

为了让胸部显得平平的，很多人还会采取束胸的方式，也就是用布紧紧地裹住胸部。

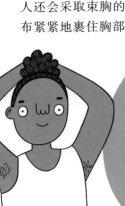

过去的几百年，很多人想尽各种办法来束胸，得益于前人的经验和总结，现在我们能够用更加安全的方式来束胸。

包裹得太紧太勒、面料选择不当都会给身体带来不好的影响，不仅会弄伤皮肤和肋骨，还会导致呼吸不畅。现在市面上有很多安全又舒适的束胸衣，这些束胸衣都是由透气材质制成的，而且尺寸、款式、花色都非常多样。

束胸衣的选择和穿戴有一些需要注意的地方：尺寸不能太小；连续穿戴时间不宜超过 6 ～ 8 小时；晚上不要穿着睡觉；等等。另外，一定要注意的是，千万不要用胶带或其他的黏性物质来束胸，而且不透气的束胸衣面料也会对皮肤造成伤害！其实，那种包裹性比较好的运动文胸也可以用来当束胸衣穿。

陪伴你一生的胸部

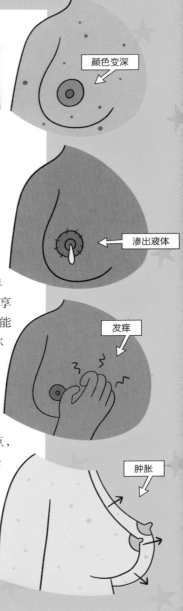

颜色变深

渗出液体

发痒

肿胀

怀孕期间胸部会发生怎样的变化?

　　介绍怀孕和母乳喂养的书籍有很多,在这里我只将这一段经历当做你发育过程的一部分,所以这部分的内容不会涵盖孕期的所有知识。虽然内容不多,但我也希望和你简单介绍一下,因为我觉得这段经历还是值得分享的。(未来你可能需要了解这些内容,但也可能根本用不上!)对有些人来说,首先能够让你感知怀孕的就是胸部发生的微小变化。但是每个人的感觉可能各不相同——有些人的胸部会变得很柔软,有些人的胸部会变得很敏感。在怀孕的过程中,你的胸部就已经做好哺乳的准备了,它开始变大,可能只是一点点,也可能变大很多。乳头也会变大,乳晕和乳头的颜色会变深,乳晕上的那些小凸起也可能会变得更醒目。

怀孕、哺乳之后，我的胸部变大了！我的胸部一直都是又扁又平的，我经常祈求上帝让我拥有丰满的胸部。我特别瘦，这可能就是我平胸的原因吧！但生完小孩之后，我的胸部竟然神奇地变成了D罩杯，并且一直没有缩回去，虽然有点下垂，但我已经很知足啦！

——纳迪亚

哺乳

当妊娠结束时，激素信号会被发送至大脑，大脑再将指令传递到胸部，乳汁便会开始分泌。在最初的三四天里，乳头会渗出少量透明或淡黄色的液体。它看起来完全不像牛奶那样醇厚，你可能觉得它没什么营养，但对刚刚出生的婴儿来说，它堪称"液体黄金"。这种特殊的乳汁被称为初乳，虽然每天只有几茶匙的量，但它的营养非常丰富，而且初乳中含有大量的免疫球蛋白和生长因子，不仅可以帮助婴儿对抗各种病毒、细菌，还可以提高他们的免疫力。

当婴儿吮吸时（或者使用吸奶器时），胸部会因乳汁的分泌而变得肿胀。在婴儿出生后的两周内，乳汁的分泌量会不断变化，之后会固定在每天分泌 500 ～ 1000 毫升。

无论妊娠以何种方式结束——自然分娩、剖宫产、流产等，乳汁分泌都会被启动。但是如果没有哺乳行为，那么乳汁分泌便会慢慢自动终止。有时也可以靠药物来快速终止乳汁分泌。

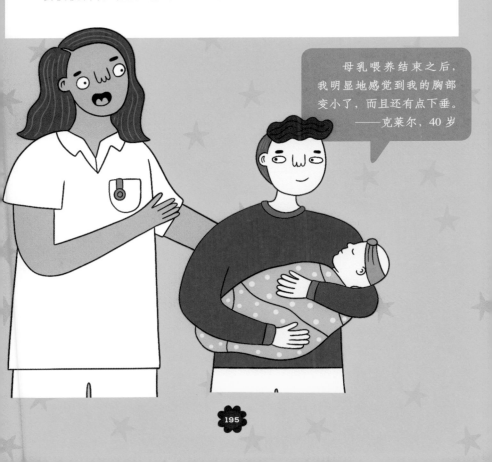

母乳喂养结束之后，我明显地感觉到我的胸部变小了，而且还有点下垂。
——克莱尔，40 岁

195

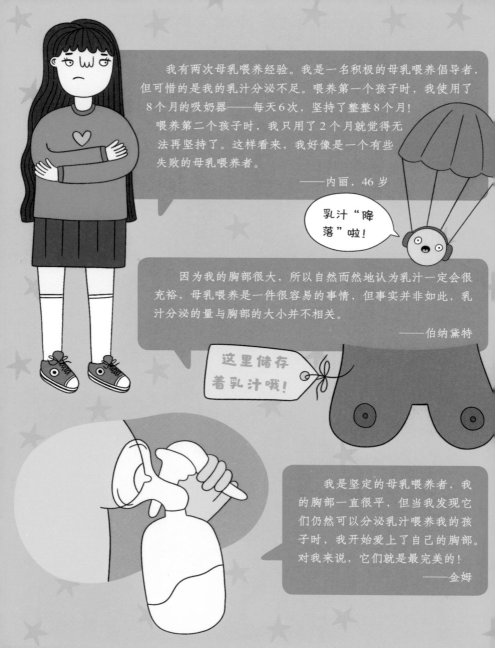

乳腺癌

　　每个人的身体都是由细胞组成的，每天都有老的细胞死去，新的细胞诞生。细胞在分裂增殖的过程中，难免会有出错的时候。当某些细胞发生基因突变，而此时你的身体正处在一个免疫力低下的状态中，那么它们就可能会趁机以一种失控的、无规律的方式肆意生长，从而触发癌症。

　　任何拥有乳腺组织的人都有患上乳腺癌的可能。好消息是，这种疾病在年轻人群中极为少见，在青少年中更是罕见。

　　每个女性都需要了解乳房自我检查的方法，我从小就被告知需要经常做乳房自查，我也确实照做了。当我感觉到胸部出现肿块时，我立即怀疑自己是不是得了乳腺癌，害怕得不得了，第二天就急忙去了医院。

　　　　　　　　　　　　——瓦拉斯卡

　　乳腺癌之所以令人谈之色变，是因为它是澳大利亚女性最常得的癌症。在澳大利亚，每年约有 1.7 万名女性和 130 名男性患乳腺癌。乳腺癌并不是单单一种，每个被诊断出乳腺癌的患者都必须进行个性化的评估，以确定具体是哪里的细胞发生了癌变。其中，组成乳腺小叶的细胞（腺泡细胞）和组成乳腺导管的细胞是导致乳腺癌的最常见细胞类型。

当患者被诊断出乳腺癌时，医生也需要了解这些癌细胞是否已经扩散到乳腺内部或外部。这就是为什么治疗乳腺癌的方案如此多样了——有时可能只需要通过手术切除癌细胞，有时却需要切除整个乳房，还可能需要化疗或放疗来杀死癌细胞并阻止其继续生长。

我们目前对乳腺癌的了解比几年前要多很多，这意味着与过去相比，乳腺癌患者的生存率更高了，有更多的患者可以活下来。因此，早发现、早治疗至关重要，建议年龄在50岁至74岁之间的女性（即便胸部没有任何肿块或异样），每两年进行一次乳房X线检查。

另外，有些因素会增加患乳腺癌的风险，比如女性患乳腺癌的风险要高于男性，还有年龄、遗传、肥胖、饮酒、吸烟、不良情绪等因素。

乳房切除术

"乳房切除术"是一种将胸部所有组织全部切除的手术，常被用来治疗或预防乳腺癌。这是一个非常大的手术，需要进行全身麻醉，并卧床休息六周左右。

经历过乳房切除术后，有些人会选择进行"乳房重建手术"，就是在胸部植入假体或者自体组织。（乳房重建手术可以与乳房切除术同时进行，也可以在术后的几周、几个月或更长时间后进行。）还有些人觉得胸部平平的也不错，并没有心理上的负担。

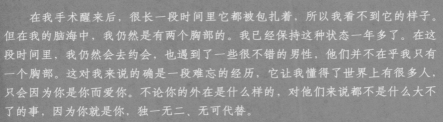

在我手术醒来后，很长一段时间里它都被包扎着，所以我看不到它的样子。但在我的脑海中，我仍然是有两个胸部的。我已经保持这种状态一年多了。在这段时间里，我仍然会去约会，也遇到了一些很不错的男性，他们并不在乎我只有一个胸部。这对我来说的确是一段难忘的经历，它让我懂得了世界上有很多人，只会因为你是你而爱你。不论你的外在是什么样的，对他们来说都不是什么大不了的事，因为你就是你，独一无二、无可代替。

——瓦拉斯卡

我最好的朋友陪我一起去参加了手术前的最后一次问诊，我记得当时我说："把它们都切除吧！"我朋友吃惊说："你确定吗？"然后我的外科医生辛迪用温和的语气说："我觉得她很确定。"医生们还建议我用自体组织进行乳房重建手术，就是用腹部的一部分脂肪来塑造新的胸部，但这对我来说就像是一次"弗兰肯斯坦实验"——为了让我的身体符合大众对女性身体的刻板印象，而打造出假的胸部。这多少让我有些气愤！我从未后悔做出这个决定。我喜欢现在平坦的胸部！没有理由，我就是喜欢它！

——薇琪

丽莎的经历

大约在我 40 岁的时候，我的朋友塔什告诉我，在大卫·琼斯百货商店的女性专区，有一片很小的区域（被称为"玫瑰诊所"），在那里可以做乳房 X 线检查。那是我第一次做这项检查。老天啊！我觉得我的胸部都快被机器压坏了！两周后，她们要求我再做一个检查，这次是进行活组织检查！真的是太疼了，即便我紧紧抓着护士的手，我还是疼哭了。

后来，我最好的朋友陪我去做了后续的复查。我当时害怕极了，她也紧张地握着我的手。庆幸的是，医生说并没有发现肿块，只有一块小小的钙化点。两个星期后，我通过手术去除了这块钙化点。手术过程很简单，但胸部还是缠了一个星期的绷带。直到现在我的胸部上还有一道 3 厘米长的瘢痕，但它已经不再是我的负担了，反而时刻提醒着我，要爱护自己，不要让情况变得更糟糕！

长皱纹的胸部和变老之后的胸部

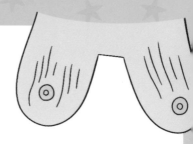

随着年龄的增长，人体内激素的分泌情况会发生变化，胸部也会随之发生变化。与身体其他部位的皮肤一样，胸部的皮肤也会出现皱纹。伴随着皱纹的出现，乳晕也会逐渐变小，甚至可能消失不见。过了 40 岁之后，胸部的腺体数量也会越来越少，胸部不再像年轻时那样紧实和饱满，可能会逐渐缩小一个尺码甚至更多（但如果你变胖了，胸部也可能会变大）。

随着时间的推移，你会发现两胸之间的距离也会变宽。在绝经过渡期和绝经之后，女性身体内的雌激素分泌水平逐渐下降，这会使胸部失去弹性，出现下垂的情况。

这些情况谈不上是好事，也谈不上是坏事，它只是生活的一部分！

我的胸部已经开始出现皱纹了！但这对我没有任何影响，我的生活依旧照常进行着，我很享受现在的日子，岁月的痕迹让我有了这个年龄段的优雅和从容，我爱每个年龄段的自己。请记住，每个年龄段都有属于每个年龄段的魅力和美好，每个阶段的你都值得被爱，爱自己的人，无论在何时都是闪闪发光的。

——内丽，46 岁

我觉得我现在的胸部状态还可以，没有太多的皱纹。我的胸部不是很大，算是标准尺寸吧，而且我的皮肤状态一直很好，但这并没什么值得骄傲的，根本没人会注意这些。而我母亲的胸部已经发生了明显的萎缩——可能是因为当她步入中年的时候，日本正在经历战争，人们缺衣少食，她也经常挨饿，她那时全身的肌肉都在萎缩，身高也变矮了许多。可能这也或多或少地影响到了她的胸部状态，让它们看起来像是被晒过的葡萄！另外，每次我去公共浴室洗澡时，都能看到许多老妇人，她们的胸部没有任何脂肪，看起来空空的，像是一块干巴巴的饼干。

——良子（优米的妈妈），77 岁

胸部宣誓词

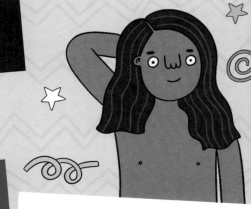

我在此宣誓：

我的胸部是自己的——
它们只属于我，
不属于其他任何人。

无论现在还是
将来，我都绝对
不会评判
他人的胸部。

除了健康，没有什么是必需的！
我有权按照自己的想法，随心对待自己
的身体，当然也包括我的胸部。
我会**尊重**自己的感受，不被外界的眼光
束缚！我也无权让其他拥有或没有
胸部的人感到沮丧、悲伤。

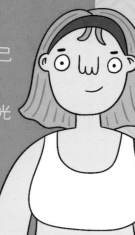

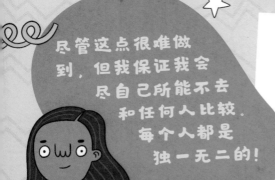

尽管这点很难做到，但我保证我会尽自己所能不去和任何人比较。每个人都是独一无二的！

根本不存在所谓的"完美"，在接下来的人生中我会接纳并爱惜自己的身体，坚信自己是优秀、自信、闪光的。

从现在开始，请经常对镜子中的自己说："嗨，朋友！你知道吗？你非常棒，我特别爱你！"

我会接纳 **他人** 和他人的胸部。

同时，我也会接纳 **自己** 和自己的胸部。

将手放于心上，**胸前**
我在此郑重宣誓！

生词表

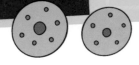

腺体

是一种人体内能够分泌特殊物质的器官。例如，汗腺分泌汗液，唾液腺分泌唾液，而乳腺会分泌乳汁，身体中的部分腺体还能分泌激素。

乳晕

就是乳头周围的环形区域。乳头和乳晕一般要比胸部其他皮肤的颜色更深。

蒙哥马利腺

是一种特殊腺体，生长在乳晕上的小突起。它们会产生蜡状或油状物质，起到清洁、润滑和保护乳头的作用。

束胸衣

通常情况下是指套在胸部外用来压平胸的那件衣服，穿上之后胸部会显得平坦一些。

激素

这其实是一种化学信使。我们的血液会把激素运送到相应的目的地，接着激素就会对细胞和组织们发号施令，让它们生长、变化，又或者是执行特殊的任务。

染色体

是生物体的遗传物质，是基因的载体，是由预先编码过的基因组合而成的，而这些基因能够决定我们身体和大脑将会生长发育成什么样，比如最后的身高、眼睛的颜色、胸部的形态等。

乳房 X 线检查

是指利用 X 线给胸部进行的一项检查。

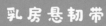

乳房悬韧带

又称 Cooper 韧带，它与胸肌筋膜共同构成了支撑胸部的结缔组织，就像一个"网兜"一样，将胸部牢牢地固定在胸前。

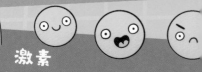

缩胸手术

是一种整形手术，通过切除乳腺组织、脂肪组织和皮肤来达到缩小胸部的目的。

隆胸手术

也是一种整形手术，通过填充假体的方式来达到增大胸部的效果。

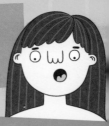

多囊卵巢综合征

常见的妇科内分泌疾病之一。

月经周期

就是前后两次月经（也叫例假）之间的这段时间（记住，是从月经开始的第一天算起）。一般来说，一个月经周期是28天左右，但是青少年可能没那么准，两次月经之间隔22～45天也是有可能的。在这个周期里，控制月经的激素"精灵们"简直忙得不可开交：它们得加厚子宫内膜、得让卵巢（两个中的一个）里的卵子变成熟、得排出成熟的卵子（这一步也叫"排卵"）。排出卵子之后要是没有成功受精（"怀孕"的另一种说法）的话，它们还得忙着去脱落子宫内膜（这就是我们看到的经血）——等它们前前后后忙活一圈下来，一整个月经周期就过完了。这些控制月经的激素同样也会影响到胸部，这也是为什么很多人会在来月经之前觉得胸部酸酸胀胀的。

性别刻板印象

是针对某一性别的性格特征、外貌、行为等的普遍看法或成见，比如说男生应该是什么样的、女生应该是什么样的。

经前期综合征

经期到来以前可能出现的症状和感觉（如胸部胀痛、情绪不稳定、失眠焦虑、敏感烦躁、头痛、疲惫等）。充足的睡眠、规律的有氧运动、清淡的饮食、轻缓的音乐等，可以帮助我们适当缓解经前期综合征的症状。

性别歧视

对不同性别的人群进行区别对待。

雌激素

是一种激素，与青春期的胸部发育和月经周期有着密不可分的关系。

纤维腺瘤

胸部里的纤维腺瘤又称"乳腺纤维腺瘤"，是一种常见的乳腺良性疾病，纤维腺瘤通常表现为光滑、边界清晰、没有疼痛感的肿块。

双氯芬酸凝胶

一种涂抹式外用止痛凝胶，具有镇痛抗炎的效果。

其他相关资料

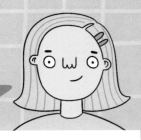

还想了解更多有用信息吗？
下面是推荐的一些渠道！

国内热线

妇女维权公益服务 ·················· *12338*
青少年心理咨询和法律援助······ *12355*

微博话题

\# 乳房健康

\# 身材焦虑

\# 容貌焦虑

\# 女性健康必修课

\# 女性健康知识科普

\# 致敬中国女性力量

\# 女性的力量值得被看见

纪录片

《大女孩儿》

《小小少年》

《她们的传奇》

《大法官金斯伯格》

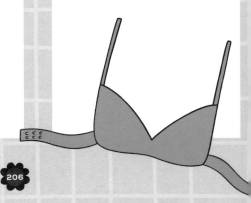

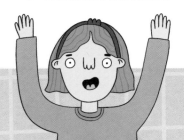

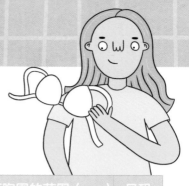

文胸尺码对照表

- 罩杯数由上胸围和下胸围的差决定
- 罩杯数前面的数字是下胸围的数值

上下胸围之差（cm）	罩杯数
7.5 左右	AA
10.0 左右	A
12.5 左右	B
15.0 左右	C
17.5 左右	D
20.0 左右	E
22.5 左右	F
25.0 左右	G
27.5 左右	H
30.0 左右	I

下胸围的范围（cm）	尺码
62.5 ～ 67.5	65
67.5 ～ 72.5	70
72.5 ～ 77.5	75
77.5 ～ 82.5	80
82.5 ～ 87.5	85

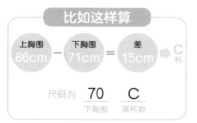

比如这样算

上胸围 86cm － 下胸围 71cm = 差 15cm ➡ C 杯

尺码为 **70** C
下胸围　罩杯数

致谢

谨将此书献给笑容像阳光一样灿烂的唐娜。万分感谢优米与我共同度过这段快乐、繁忙又极度充实的日子——你的才智、热情和活力极大地鼓舞了我。

非常荣幸能与哈迪·格兰特儿童出版社合作，由衷地感谢团队中的每一位成员，特别是玛丽莎·皮塔度、普佳·德赛、露娜·宋和佩内洛普·怀特。另外，万分感谢插画师珍妮·拉瑟姆，她不仅才华横溢，而且对读者需求有着敏锐的洞察，感谢你的慷慨付出，令我们的文字变得如此生动。也感谢来自时间精灵代理公司贝尼通·欧德菲尔德的大力支持。

诚挚地感谢"20+10组织"的大使克莉丝汀·戴维斯、安娜贝尔·霍布斯博士、米歇尔·泰尔富副教授、莉莎·谭博士、凯特·斯坦贝克教授，以及"20+10组织"的联合执行董事泰伦斯·亨弗瑞。要是没有以上这些出色的同事与专家们将自己的学识与智慧倾囊相授，这本书定然不会取得今天的成果。

另外，十分感谢为这本书的审校付出诸多努力的那些年轻人。感谢米切尔陪伴着我共同走过这段时光，你还让我看到当孩子的青春期来临时，一个父亲是如何处理这些问题的（我之前没告诉你，其实我把你也写进了书里）。感谢我至亲至爱的朋友们一直以来的陪伴和支持，谢谢你们——汉娜－露丝、佐治娅·瑟曼莎和朱莉安。最重要的是，我还得感谢书信那端的孩子们。这么多年来，成千上万的人给"多莉医生"这个专栏写过信；成百上千的青少年愿意信任我、向我倾诉烦恼与困惑。感谢你们，给予你们回答的同时，也让我受益良多。

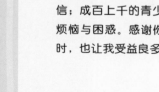

梅丽莎
医生

谢谢我的母亲良子·斯泰恩斯，您不仅将我带到这个世界，还含辛茹苦地把我抚养长大。您乐观积极的生活态度为我树立起了人生的榜样。谢谢艾诺珂的热忱与真挚，以及对我"无底线"的包容。那些我们曾经的欢声笑语，是这个世界上最美好的东西！谢谢蒂蒂孜孜不倦地学习和探索——但你的努力把我衬托得有些懒散，哈哈，以后别这样了好吗？谢谢美西，你集才华和能力于一身，你的名字就是智慧的代名词，而且你的洒脱随性太让我着迷了！谢谢马格努斯，你的精力仿佛永远都不会枯竭，你充沛的活力无形中也在为我们加油助威！

谢谢所有接受采访的女生们——你们所分享的那些诙谐的故事和愉悦的经历，让我发现对女生们而言，原来讨论胸部是一件这么奇妙又快乐的事情。也谢谢所有接受采访的男生们，你们勇敢地克服了自己的恐惧，坦诚地讲述了自己的故事，你们的经历也让我明白了胸部带给男生的困惑和痛苦。

能够跟梅丽莎医生共事，真算得上是人生一大幸事！你不仅包容大度、善于沟通，还对科学真理有着自己的执着与追求。还有远在地球另一端的珍妮·拉瑟姆，谢谢你将这些优秀的伙伴召集起来，共同打造出这部作品。谢谢哈迪·格兰特儿童出版社的佩内洛普·怀特、普佳·德赛、露娜·宋、克里斯蒂·伦德－怀特和玛丽莎·皮塔度，以及我们的图书代理贝尼通·欧德菲尔德。

谢谢所有的朋友们，在过去的一年里，你们就像水中的救生艇一般支撑着我渡过那段时光——要是没有你们，我可能会被迅速淹没、沉入水底。我会更加珍惜朋友间的情谊、更加重视每一次朋友间的往来，因为这样，我才能成长为一个更可靠、更值得交往的朋友。

最后，我要谢谢我自己的身体，谢谢你的陪伴！我自己深知，你不是完美无瑕的，也不是令人羡慕的，但是没关系！你对我来说，非常非常的重要，我真的很爱你！

优米

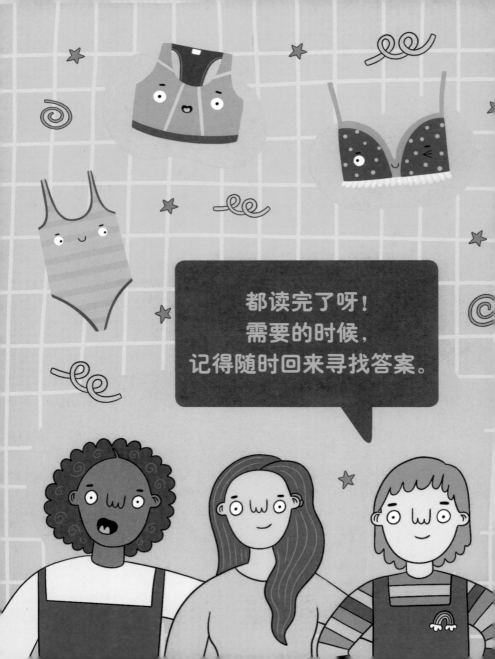